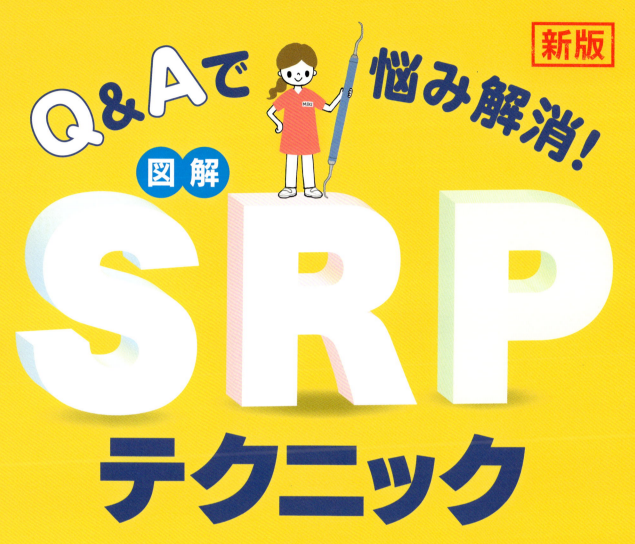

Q&Aで悩み解消!
新版
図解 SRPテクニック

[著] 石原美樹

クインテッセンス出版株式会社　2018

Berlin, Barcelona, Chicago, Istanbul, London, Milan, Moscow, New Delhi, Paris, Prague, São Paulo, Seoul, Singapore, Tokyo, Warsaw

新版によせて

　早いもので、初版が刊行されてからもう8年の歳月が過ぎようとしています。

　あらためて本書を読み返してみて感じたことは、「歯科衛生士のSRPテクニック自体には大きな変化はないのだ」ということでした。ただ過ぎた歳月の間、臨床経験や指導経験をさらに積んだことで、どのポイントをおさえれば日々の臨床で悩む歯科衛生士の皆さんにSRPテクニックを伝えることができるか、自分で知らぬうちに以前より明確化されたように感じました。臨床だけでなく、人にテクニックや歯科衛生士としてのやりがいを伝える指導も、経験が重要なのですね。考えてみると当然のことなのですが、自分の変化を噛みしめる機会となりました。

　初版でも書いたとおり、歯科衛生士としての私の人生は、月星光博先生（愛知県開業）との出会いによって大きく変わることとなりました。本格的に歯周治療について知識をつけながら、毎日押し寄せる患者さんの歯周基本治療に携わることで、現在のSRPテクニックの基礎を獲得していくことになります。

　それから幾星霜を経て、このような書籍を出していても、まだなおSRPテクニック向上は私の課題のひとつです。今の自分を超えられたらもっといい結果を患者さんに提供できるのでは……と、いつも再評価で歯周ポケットが残るたび考えています。本書を読んでくださる皆さんも、きっと今よりスキルアップしたいと思っているはずです。SRPのスキルアップには基礎の習得やトレーニングも重要ですが、それに加えてやはり経験が何ものにも代えがたく感じます。

　もし臨床で悩みがあったら、まず本書で解決策を確認後、得たヒントを意識しながら再度臨んでください。本書には、読めばすぐ習得できるテクニックというものは書かれていません。対応する患者さんも違えば状況も変化する臨床では、すべてはあくまでもヒントでしかないのです。そしておおいに経験を積んでください。

　私と同じ思いをもつ皆さんに少しでも役立つよう、現在の私がもつすべてを本書に書きとめました。本書が皆さんの明日の臨床のお役に立てば、望外の喜びです。

2018年3月

歯科衛生士　石原　美樹

もくじ

第1章 姿勢・把持方法が原因で困ってない？

Q SRPで疲れるのはどうして？ 肩や腰が痛い・つらい……。　**10ページ**

Q SRPで指や指の付け根がとても疲れるのですが、どうすればいいの？　**18ページ**

Q なぜフィンガーモーションでSRPをしてはだめ？ どんな動きが適しているの？　**22ページ**

第2章 まずはここを押さえて問題解決！

Q 歯石の有無や、きちんと歯石が取れているかの判断はどうすればいいの？　**26ページ**

Q キュレットはたくさんあるけど、どれが使いやすい？ 何番をそろえたらいい？　**30ページ**

Q 正しいシャープニングができているか自信がありません。良い方法や注意すべき点を知りたい！　**33ページ**

Q 歯石があるのはわかるのに、キュレットが歯石の表面を滑って除去しきれません！　**45ページ**

Q ユニバーサルキュレットは、グレーシーキュレットとどう違う？ どの部位に適してる？　**50ページ**

第3章 効果的なSRPテクニックをマスターしよう

Q 前歯部にはブレードの小さいミニファイブを使っていますが、うまくアクセスできない！　**56ページ**

Q 上顎前歯部口蓋側の処置は姿勢が悪くなってしまい、体への負担を感じます。もっといい方法はある？　**60ページ**

Q 下顎前歯舌側の狭く深い歯周ポケットは、キュレットが滑ってやりづらいです……。　**64ページ**

- Q 下顎前歯唇側など、薄い歯肉にすぐ傷をつけてしまいます。どんな点に注意したらいい？ … 67ページ
- Q 大臼歯遠心面は側方圧をかけにくいし、カッティングエッジが根面にフィットせず処置しづらい！ … 71ページ
- Q 上顎小臼歯の歯根のくぼみを処置する際、キュレット操作はどうしたらいい？ … 80ページ
- Q 下顎左側小臼歯への処置が特に苦手なのですが、何か良い方法はない？ … 86ページ
- Q 最後臼歯遠心面は遠くて、ブレードをうまく入れることができません。アプローチ法を教えて！ … 89ページ
- Q 複根歯の歯根内側に付着した歯石は、どうしたらうまく取れる？ … 102ページ

第4章 テクニックの引き出しを増やそう！

- Q 欠損歯が多い口腔内、レストを置きたいところに歯がなくて処置しづらい！ … 118ページ
- Q 上顎大臼歯舌側面の処置時、歯冠の豊隆が大きくてカッティングエッジを的確に根面に沿わせられない！ … 121ページ
- Q 上顎右側臼歯部舌側近心面はレストがとりづらいです。何か良い方法はある？ … 123ページ
- Q 臼歯部舌側遠心隅角に、うまくカッティングエッジが当てられない、動かしづらい！ … 126ページ

第5章 超音波スケーラーを有効活用しよう！

- Q 浅い歯周ポケットへのSRPは超音波スケーラーだけでいい？手用キュレットも使わないと不安です。 … 134ページ
- Q 超音波スケーラーのパワーを抑えると、歯周ポケットの深部にある歯石が取れません！ … 137ページ

本書の基本事項

- **筆者の使用キュレット**

筆者は、SRPには基本的にHu-Friedyのグレーシーキュレットを使用しているため、「オリジナル®」「アフターファイブ®」「ミニファイブ®」などの表記はすべてHu-Friedyのグレーシーキュレットの種別を意味します（各キュレットの特徴は59ページ参照）。

※本文ではそれぞれ「オリジナル」「アフターファイブ」「ミニファイブ」と表記します。

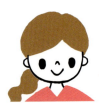

本書では、手用キュレット以外の器具も、筆者が長年のSRP処置のなかでもっとも使いやすく、優れていると考えるものを多く掲載しています。「どれを使っていいかわからない！」という方は参考にしてください。SRPテクニックが習熟するにつれ、自分にもっとも合った器具を見つけていくのもいいと思います！

- **レストの名称と定義**

本書内では、筆者の造語も含め、下記のように定義しています。

隣在歯レスト	処置歯の隣にある歯の切端に置くレスト。筆者は処置歯の1.5〜2歯横に置く。
口腔外レスト	患者さんの頬や顎など、口腔外に置くレスト。
上顎レスト	上顎の歯の咬頭、あるいは口蓋部に置くレスト。
前歯レスト	前歯の咬頭に置くレスト。主に下顎左側臼歯部への処置で用いる。
対合歯レスト	処置歯の上下対称の位置にある対合歯に置くレスト。 ［例］処置歯が下顎右側の場合は上顎右側、下顎左側の場合は上顎左側
反対側レスト	処置歯の左右対称の位置にある歯に置くレスト。 ［例］処置歯が下顎右側の場合は下顎左側、上顎右側の場合は上顎左側
フィンガーオンフィンガーレスト	利き手でないほうの人差し指上にレスト指を置くレスト。

- **ストロークの種類とキュレットの動かし方**

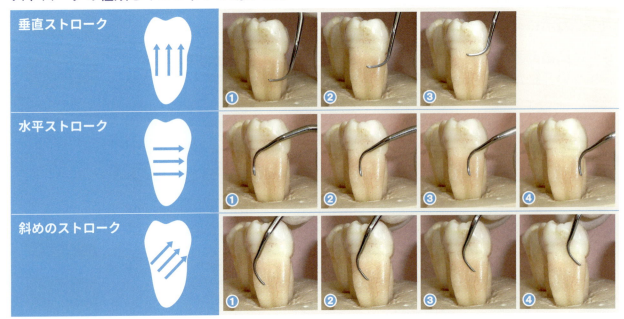

・術者の基本ポジショニング
　本書の全章にわたって触れられる術者の基本ポジショニングは、下記のとおりです。

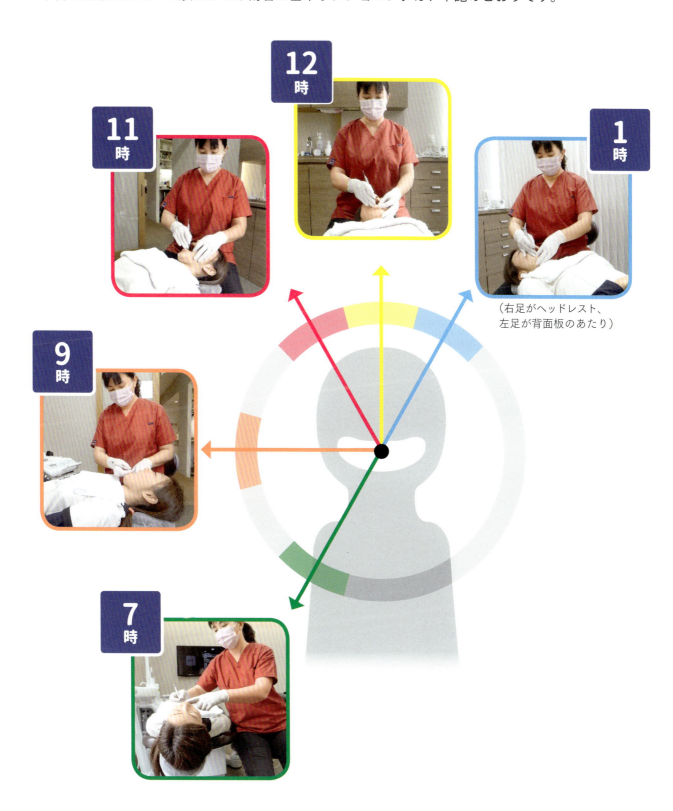

（右足がヘッドレスト、左足が背面板のあたり）

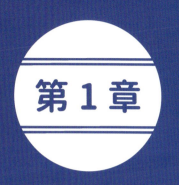

第1章

姿勢・把持方法が原因で困ってない？

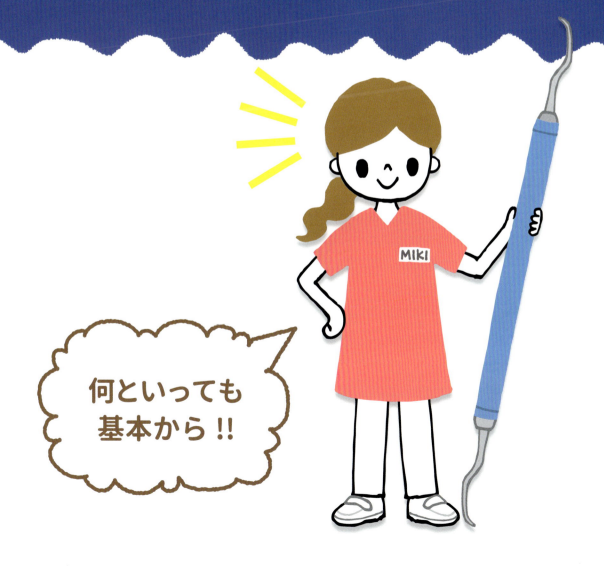

何といっても基本から!!

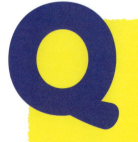

SRPで疲れるのはどうして？
肩や腰が痛い・つらい……。

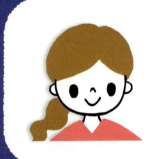

いくつかの原因が考えられますが、SRPを行う基本的なポジションの取り方に問題があることが多いようです。

「SRPをすると疲労したり、肩や腰がいつもに増して痛くなったりする」「連続でSRPをするとすごく疲れる」という声を、研修などでよく聞きます。このような場合、いくつかの問題点が考えられます。

術者の状態によっても異なりますが、問題点の大半は、SRP時の基本的なポジションの取り方にあることが多いようです。これはSRPの基本中の基本であり、一見単純なようにみえますが、ポジショニングを改善することによって術者の疲労度を大幅に減少させるだけでなく、SRPそのものも円滑に行うことができるようになります。

本項では確認すべき基本的項目について、「術者の基本的なポジションの確認」「患者さんの頭部の位置の確認」「ヘッドレスの角度の確認」の順に解説していきます。

1 基本的な術者の座り方

術者の姿勢の基礎は、チェアの座り方にあります。最近のチェアは座りやすく作業が楽に感じるものが多くなったため、チェアそのものに問題があることは少ないようです。SRPに適したポジションをとるためにも、チェアに座るときは**図1**と チェックポイント を確認し、正しい姿勢となるようにしましょう。この座り方は施術中疲れにくくSRPが行いやすいですし、見た目もスマートで信頼できるプロという印象を与えます。

チェックポイント　チェアに座るとき

✓ チェアには深く腰掛ける
✓ 膝の角度が90〜100°になるようにチェアの高さを調整する（他の術者が使った高さのまま使用しない）
✓ 足を床面につけて、少し開きぎみにして座る
✓ 胸を張り、背筋を伸ばす

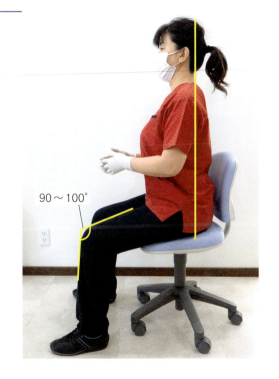

図1 SRP時の正しいチェアの座り方。

SRPのコツ① ワッテの活用

こんなときに便利！
▶ 頬粘膜の排除
▶ ミラーテクニックをする際の補助
▶ 唾液・出血の遮断と防湿
▶ 術野の確保

SRP時にワッテもしくはガーゼ（どちらを選択するかは術者の好み。筆者はワッテ派です）を術部の頬側に入れると、頬粘膜が歯から離れるため、頬粘膜の排除や術野の確保ができます。またミラーテクニックではミラーが硬組織に当たりにくくなります。さらにSRP中に唾液や血液を吸ってくれるため、大変便利です。小さなくふうですが、時間短縮にもつながるため、ぜひ活用してみてください。

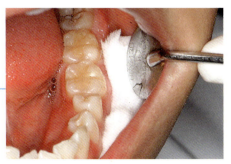

図2 ワッテは中途半端に挿入すると処置の邪魔になるため、しっかり口腔前庭部へ押し入れる。

② 患者さんの頭部の位置

　患者さんにチェアに座っていただき背面板を倒してみると、患者さんの頭頂はヘッドレストの縁より少し下にあることがほとんどです。患者さんはあまり気にならないようですが、そのままSRPを行うと術者のひじが伸び、術部が見にくいためにどうしても背中が丸くなっていきます。また歯石除去時に力がかかる作用点が遠く、SRPが行いづらくなります（**図3**）。

　正しく患者さんの頭部を位置させるには、チェアを倒す前に患者さんに深く座り直していただき、その後背面板をなるべく水平に倒します。そして患者さんの頭頂がヘッドレストの縁まで来るよう声掛けで誘導します（**図4**）。

　適切にヘッドレストに患者さんの頭部が乗ると、自然に術者の位置から口腔内に触れやすい位置となります。

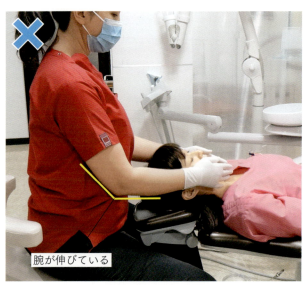

図3　患者さんの頭位が正しくないと術者の腕が伸びてしまい、SRP時の術者の疲労度が高く、施術も行いにくくなる。

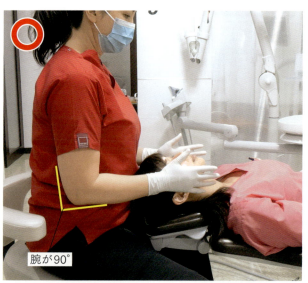

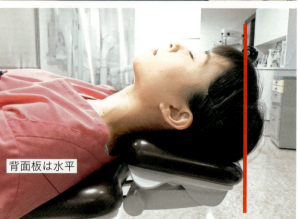

図4　背面板を水平にし、患者さんの頭頂がヘッドレストの縁まで来るように誘導すると、自然と術者が楽な姿勢で口腔内に触れられるようになる。ただし、患者さんの髪の毛のふくらみに惑わされないように注意する。

> **チェックポイント　患者さんの頭部の位置**
> - ✓ チェアの種類にもよるが、基本的に背面板は水平に倒す。難しい場合は、患者さんの腰より上がなるべく水平に近くなるよう、角度を調整する
> - ✓ 患者さんの頭頂は、必ずヘッドレストの縁に来るようにする（ヘッドレストの縁より下の位置にあるときは、「もう少し上の方へ上がってきてください」と声をかけ、誘導する）

第1章　姿勢・把持方法が原因で困ってない？

3　ヘッドレストの角度

　図5のようにヘッドレストを下げすぎている場面をよく見かけるのですが、この位置だとSRP時に術者の肩が上がってしまったり、上顎は見やすくても下顎は見にくくなってしまいます。また、SRPを受ける患者さんには高齢の方も多く、慣れない処置に緊張しているだけでなく症例によっては出血もともないます。こうした状況で必要以上にヘッドレストに角度をつけてしまうと、頚部が圧迫されて気分が悪くなりやすくなってしまいます。

　SRPだけでなく、口のなか全体を確認する診査やメインテナンスなどでもいえることですが、はじめはヘッドレストを口腔全体が見やすい状態に位置づけします。術部によって微妙な調整が必要にはなりますが、ヘッドレストの基本的角度は、床面に対する垂直軸を中心として、患者さんの上顎と下顎が均等な角度でV字となって開口するような位置とします（図6）。

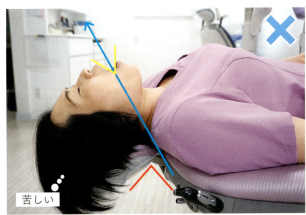

図5　ヘッドレストを下げすぎて、患者さんの頚部を圧迫しないよう気をつける。この状態で処置を行うと患者さんがかなり疲れてしまうだけでなく、術者も適切なポジションがとりにくくなる。

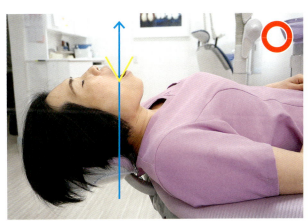

図6　患者さんの顔面が床面と平行になるようヘッドレストを位置づける。口を開けてもらったときに上顎と下顎が描く左右均等なV字の中心を貫く線が床面に対して垂直になる角度を基本とする。

SRPのコツ②　バキュームの活用

こんなときに便利！
- 唾液の多い患者さんの処置時に使用
- 唾液を吸引しながら粘膜や舌の排除が可能
- 舌圧が強い患者さんでもミラーで楽に舌を排除できる

　唾液が多い方や舌圧が強い方の場合、ミラーの代わりにバキュームで頬粘膜や舌を排除することがあります。同時に唾液・血液の吸引ができますし、バキュームはミラーより持ち手が太く頑丈なため、頬の筋肉の強さや舌圧にも負けることなく排除することができます。

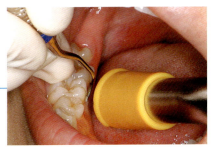

図7　バキュームを活用したSRPの様子。キュレットが入る分だけ軟組織を排除し、必要以上に舌を圧迫しないようにする。

4 術者と患者さんの基本ポジション：上顎を SRP する場合

SRP での術者と患者さんの基本ポジションは、上顎と下顎で、また上顎は右側と左側でも少し異なります（図8、9）。

上顎左側を SRP する場合 術者は患者さんの頭頂部分にあたる12時の位置に座り（図9a）、腕はひじを90°に曲げた状態で手のひらが患者さんの頬に自然に触れられる高さを基本とします。そしてそのまま11時の位置に移動します（b）。右足はチェア右側の背面板の横、左足はヘッドレストの直下にあるようにし、しっかり足を開きバランスと体幹の安定を図りましょう。このとき術者が5時の方向を向くこと、術者の左脇が患者さんの頭頂を超えない位置にあることを確認しましょう。SRPでは前腕から指先までが一体となったイメージで施術するため、11時の位置にいる術者から離れた上顎左側への施術では、肩やひじが上がりやすくなります。そこで術者が右脇を開け、右手で患者さんの左頬を触ったときに肩やひじが上がらない程度の高さにするため、チェアを基本ポジションから少し上に位置調整します（c）。もし術者の背が低く、基本ポジションにおいて術部が遠い感じのするときは、術者の左脇を患者さんの頭頂に近づけると解消されます。

上顎右側を SRP する場合 上顎左側と同じく術者は11時の位置で、5時の方向を向いて SRP を行います（d）。ポイントは、脇を軽く開いたときの右ひじの位置より術部が高くならないよう、チェアの高さを基本ポジションより少し下げることで

> **チェックポイント** 上顎処置時のヘッドレスト
> - 口を開けた状態で、床面に対して上顎の咬合平面が90〜100°くらいになる位置
> - 処置歯の歯軸の延長が、患者さんの胸の上辺をぎりぎり貫くイメージの位置
>
> ※おおよその目安であり、ケースによって使いわける

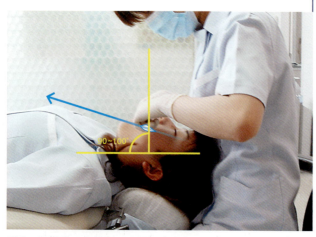

図8 処置歯の歯軸の延長線が患者さんの胸の上辺に来るようなポジションをとると、キュレット操作時に腕が動かしやすい。

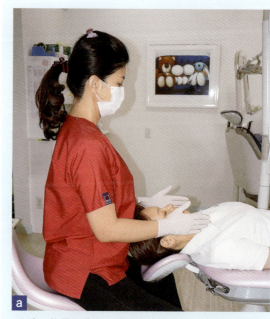

12時の位置に座り、腕はひじを90°に曲げた状態で手のひらが患者さんの頬に触れられる高さとする。

図9 上顎を SRP する場合の基本ポジション。

す。また上顎右側は術者と術部が近いため、施術中に窮屈な感じがします。あまりに窮屈だったり手首が曲がってしまうときは、チェアから少し離れたり、術者が6時方向に少し体を開いたりすると解消され、施術しやすくなります。

上顎左側を SRP する場合

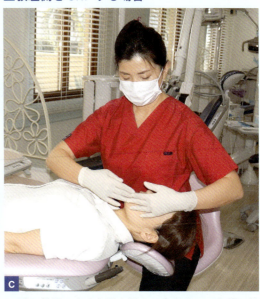

11時の位置のまま右脇を開き、患者さんの左頬に触れる。このとき右の前腕が患者さんの胸板のすぐ上に位置するよう、チェアの高さを調整する。

上顎右側を SRP する場合

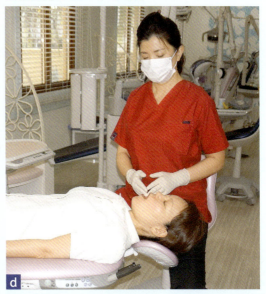

軽く脇を開いたとき、ひじより術部が低いくらいの位置にチェアを下げると施術が楽になる。

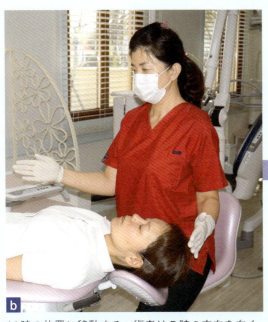

11時の位置に移動する。術者は5時の方向を向く。ここが上顎を SRP する際の基本ポジションとなる。

⑤ 術者と患者さんの基本ポジション：下顎を SRP する場合

　下顎の場合は、左右側どちらへの施術でも患者さんの頭部の高さに違いはありません。また、術者の位置は12時、ひじの内側を105°ほどになるよう曲げ、その状態で手が患者さんの頬に触れられる高さに調節します（**図10**）。

　ヘッドレストは、術部の歯軸の延長線が自分のアンダーバストを貫く高さに調節すると、手首も曲がらず施術しやすくなります（**図11**）。

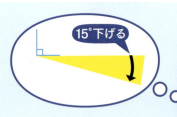
15°下げる

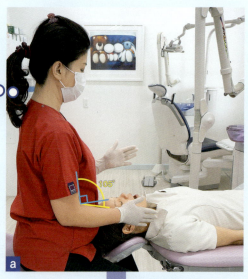

12時の位置に座り、ひじの内側が105°になるよう曲げた状態で、患者さんの頬に手が触れる高さを基本ポジションとする（小さく「前にならえ」をしてから前腕を15°下げるとひじの開きが105°になる）。

a

下顎右側を SRP する場合

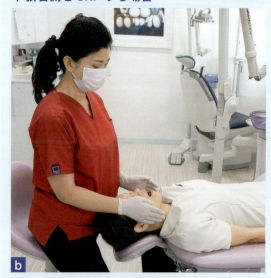

b

施術する歯の位置によって、12〜2時までの範囲で動く。

下顎左側を SRP する場合

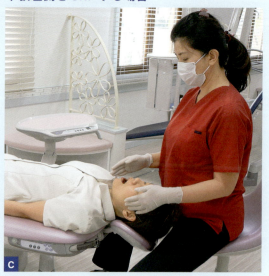

c

10〜1時までの範囲で施術する。

図10　下顎を SRP する場合の基本ポジション。

第1章 姿勢・把持方法が原因で困ってない？

| チェックポイント | 下顎処置時のヘッドレスト |

- ✓ 口を開けた状態で、床面に対して下顎の咬合平面が45°くらいになる位置
- ✓ 処置歯の歯軸の延長が、術者のアンダーバストあたりを貫く位置をイメージする

※おおよその目安であり、ケースによって使いわける

図11 下顎の口腔内を見ている状態。処置歯の歯軸の延長線が術者のアンダーバストあたりに来ると処置しやすい。

SRPのコツ③　施術中、患者さんの胸板に腕がつかえてしまう場合は

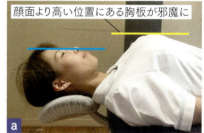 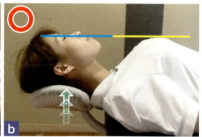 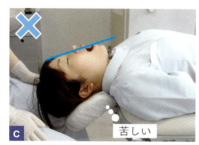

図12 胸板が大きい患者さんの上顎を処置する際、顔面の位置より胸板の位置が高くなり、施術の邪魔になる場合がある（a）。その場合、顔面の高さと胸板の高さの差をなくすようにヘッドレスト全体を上げると、患者さんに負担をかけずに施術しやすい位置づけができる（b）。細かい角度はその後に顎の向きで微調整する。ヘッドレストを下げると患者さんの頸部に負担をかけるため、行わない（c）。

SRPのコツ④　SRPで疲れるのは歯科衛生士だけ？

　SRPで疲れるのは術者だとばかり思ってはいませんか？　実は術者以上に、患者さんが疲れることがあります。怖がりの患者さんだと、歯科治療に対する恐怖心や緊張で処置後に肩がこったり、疲労感が出たりすることがあります。処置だけに夢中にならず、ときどき声かけをして少しでも心を和らげるための気づかいも忘れないようにしたいものです。

　顎も疲労度が高い箇所です。下顎の処置中、キュレットや術者の力を一手に受けているうえ、30～45分近く開けっぱなしなのです。疲れて当然ですよね。筆者は、少しでも顎の疲労度が軽減されるよう、処置中に口唇や頬粘膜の排除に用いる以外の左手の指で顎を支えるようにしています（**図13a**）。また上下顎とも処置中は大きく開口せず、キュレット操作に支障がない程度に口を閉じてもらいます（**図13b**）。そうすると顎のだるさが軽減されるだけでなく、頬粘膜などの軟組織の緊張がとれ、施術のしやすさも増します。ちょっとしたくふうで患者さんの疲労度が軽減するのなら、大いに凝らしたいものです。

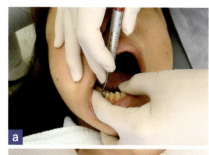
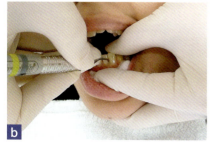

図13　a：口唇を排除しながら左手で顎をサポートする。
b：開口度を小さくしたり、指を軽く噛ませたうえでの処置も有効である。

Q SRPで指や指の付け根がとても疲れるのですが、どうすればいいの？

A 手の疲れがひどいときは自分のキュレットの把持法、キュレット操作、キュレットをもつ指の力の強さを確認してみてください。

　以前、アメリカの著名な歯科衛生士、シェリー・バーンズ氏にお会いしたとき、「日本人の歯石はミネラルが多いのか、とても硬くて除去が大変ね」とおっしゃっていました。

　筆者も、日々歯石除去をしていて「硬いな」と感じることがあります。しかし筆者が1日中SRPをしたとしても、患者さんの全員が重度の歯周炎でない限り、指や手の疲労度はさほどでもないと思います。

　それは、指の力で歯石を取るのではなく、腕を使って取るからです。指だけを使っていたら、いずれ指を傷めてしまいます。仕事のうえで体は資本ですから、大切にしなければなりません。

　指を痛めないためには、まずキュレットの操作とそれにともなうキュレットを把持する指の力の強さを確認してみてください。

第1章 姿勢・把持方法が原因で困ってない？

❶ 執筆状変法（改良執筆状把持法）を徹底マスターしよう！

　指や手が疲れる原因のひとつに、キュレットの把持法があります。お箸の持ち方に人それぞれのくせがあるように、キュレットも正しい持ち方をしている人もいれば自己流の持ち方をする人もいます。しかし、正しい持ち方をしていればできることも、自己流だと難しいということが増えてしまいます。

　SRPでは、安定したストロークを行うことによって盲目下においても周囲組織を損傷させることなく硬い歯石を取り除けるのですから、キュレット操作を安定させる把持法が大変重要です。正しい持ち方である「執筆状変法」（**図1**）を身につければ、歯根形態に合わせたキュレット操作は難しくなくなります。またフィンガーモーション（次項参照）の動きになってしまうと歯石を指の力だけで取ろうとし、指が疲れるわりに歯石の取り残しが出やすい（特に遠心面と遠心隅角の歯石が取り残しになりやすい）など、さまざまな問題が生じます。

　執筆状変法は、SRP中にいつ・どの部位にアプローチしていてもキュレットを持つ3本の指（親指・人差し指・中指）の位置関係は変わることがなく、そのバランス（**図2**）によって力がブレードに伝わりやすくなり、無理なく歯石を取り除くことができます。SRPの上達には、この持ち方をマスターすることが何よりの近道であると同時に、キュレットを使いこなすために必要不可欠な条件でもあります。ぜひ次ページ**図3、4**を参考に、自分のキュレットの把持法を確認してみてください。

> **チェックポイント　正しい執筆状変法**
> - ✓ 3本の指先でキュレットをバランス良く持つ（**図2**）
> - ✓ 中指はなるべく伸ばし、爪の横あたりで支える
> - ✓ ブレードに近い位置から中指、人差し指、親指の順にキュレットを保持する
> - ✓ ハンドルは人差し指の付け根と親指の間に置く

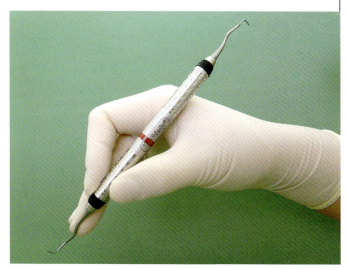

図1　正しい執筆状変法。

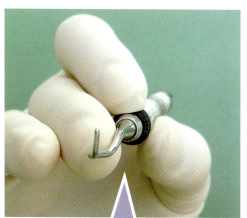

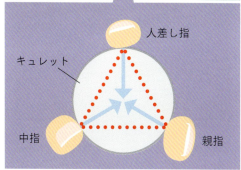

図2　キュレットの先から見た3本の指（親指、人差し指、中指）の位置。キュレットのハンドルの円を均等な力で把持する。

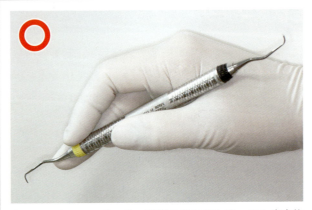

キュレットのハンドルは、親指の付け根に置いても臨床的には安定しやすい。

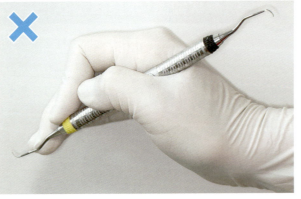

親指がキュレットを巻きついており、親指によるキュレットのコントロールが過大になる。

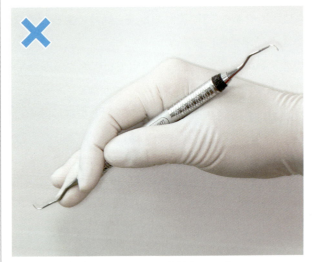

人差し指の指先がキュレットから外れている。

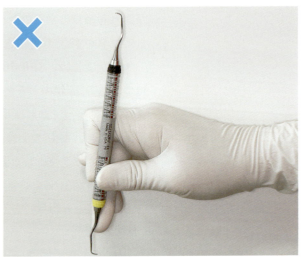

親指がキュレットに対し90°になっている。3本の指による力のバランスが崩れやすく、親指のみで操作するストロークになりやすい。

図3 キュレットの正しい把持法、誤った把持法。

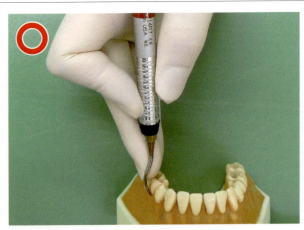

正しい把持法（執筆状変法）で $\overline{4}$ の遠心にキュレットを当てている様子。

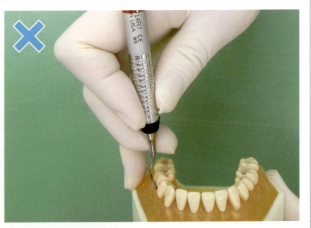

誤った把持法で $\overline{4}$ の遠心にキュレットを当てている様子。中指が曲がり、遠心面にうまく力がかかりにくい。

図4 $\overline{4}$ 遠心処置時のキュレット把持法。

2 疲れない、取り残さないキュレット操作とは？

　SRPは大変繊細な処置で、力のコントロールが必要不可欠です。筆者もできるだけ根面から歯石だけを取り除き、根面を傷つけないように心がけています。ですから施術においては、手指の感覚で根面の状態を判断しなくてはならず、その感覚が最大限に手指に伝わるよう、器具操作には注意が必要です。

　また的確に歯石を取り除くには、まずはプローブで歯石がどのように付着しているか、おおよそのところを確認した後にキュレットを挿入していきます。プローブで探知した歯石をカッティングエッジで再確認してから、歯石の下にそのカッティングエッジをもっていきます。

　この操作の過程でもっとも重要なことは、「決して力を入れない」ということです。指先に終始力を入れるのではなく、歯石の下にカッティングエッジをもって来たそのときに、初めて力をかけるのです。このキュレット挿入時と歯石探知時は力をOFFにし、引き上げるときだけに力をONにする力のコントロールは、耳掃除をイメージするとわかりやすいでしょう（**図5**）。

　終始指に力が入っているSRPは、以下のことが起こりやすいと考えられます。

❶ キュレットの挿入が浅くなりやすく、深い部位の歯石がとりにくくなる
❷ 根面に過剰な力がかかり、部分的にオーバートリートメントになりやすい
❸ 術者の想像以上に、患者さんへ処置中の痛みと術後の違和感を与えてしまう
❹ 術者の疲労度が高い

　「大げさな」と思うかもしれませんが決してそうではなく、やみくもに力の入ったキュレット操作は、患者さんと私たち術者に良くない結果を生む可能性があることを、よく理解していただきたいと思います。

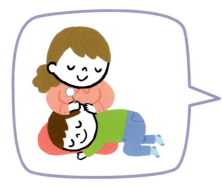
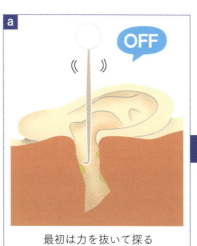
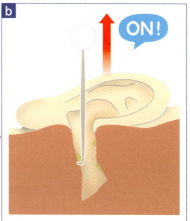

図5 キュレット操作における力のコントロールは、耳掃除をイメージすると理解しやすくなる。
a：力を抜いて耳あか（歯石に相当）を探っているところ。
b：耳あか（歯石）の下に耳かきの先（キュレットにあたる）を入れたときに初めて力をONし引き上げる。

a 最初は力を抜いて探る
b 手応えを感じたら耳あかの下に耳かきの先をもっていき、力を加えて引き上げる

Q なぜフィンガーモーションでSRPをしてはだめ？どんな動きが適しているの？

A

場合によってはフィンガーモーションでSRPを行っても構いません。SRPの主たる動きとしては、前腕回転運動と引きの動きで行うと良いでしょう。

　フィンガーモーションはお箸や鉛筆の持ち方に似ており、私たちが慣れてしまっている動きです。軽く付着している歯石、場合によっては硬い強固な歯石も取り除けないことはないでしょう。やってはいけないわけではないのですが、SRPにおける基本のキュレット操作には向きません。フィンガーモーションで硬い歯石を取ろうとすると、親指、人差し指、中指の3本にかなりの負担がかかります。そのため、親指と人差し指の間あたりが腱鞘炎になりやすくなります。いくら習得しやすくても、大切な術者の手を傷める可能性の高い方法は勧められません。点状の歯石やメインテナンスで見つけた取り残しなど、細かい動きが必要なときのみ行いましょう。

　その他のキュレット操作には、手根関節運動、前腕回転運動、引きの動きがあります。前腕回転運動と引きの動きは狭い口腔内でも処置しやすく、腕で歯石を取る感覚で行うため、指への負担も少なくずっと楽にSRPが行えます。なお、キュレットの動きにはポジショニングも深く関係することも付記しておきます。

第1章 姿勢・把持方法が原因で困ってない？

❶ フィンガーモーションの動き方を見てみよう

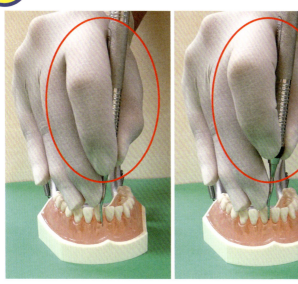

図1 フィンガーモーションの動き。親指と人差し指が曲がっているのがわかる。

　フィンガーモーションは、筆者のセミナー参加者でもよく見受けられます。意識せずやっているようですが、親指と人指し指が屈曲しているためフィンガーモーションをしていることがひと目でわかります（**図1**）。いま一度、自分の手の動きを確認してみましょう。

　キュレット操作は、「キュレットを把持する力」「カッティングエッジを歯石に噛ませるときの側方圧」「歯石を引き上げる力」の3つの力を使い分けて行います。フィンガーモーションは、これらを3本の指だけでこなそうとして必要以上に力が入ってしまい、疲労度が高く腱鞘炎にもなりやすい動きです。またSRPに必要な力がキュレットに伝わりづらく、歯石の取り残しも多くなってしまいます。

❷ 前腕回転運動によるSRP

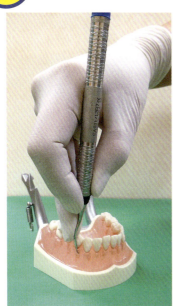 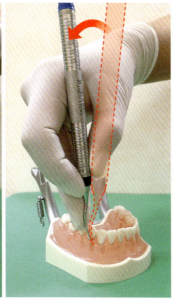

図2 前腕回転運動の動き。レストを軸に、指から前腕までを一緒に回転させる。

　前腕回転運動は、簡単にいうとレストを軸に指から前腕までを一緒に回転させる動きです（**図2**）。このとき手首を曲げないように注意してください。

　この動きは口腔内・口腔外のどちらのレストでも使えます。口腔内のレストでは固定歯に少し力がかかりますが、口腔外レストではさほど力はかかりません。

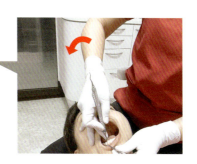

3 引きの動きによるSRPを行おう

　引きの動きは、筆者が山岸貴美恵氏（歯科衛生士）のセミナーで習得したものです。筆者は、この動きをマスターしてから大変SRPが行いやすくなりました。
　レストは口腔内、口腔外のどちらでもよく、執筆状変法で把持したキュレットのカッティングエッジを歯石の下に噛ませ、作業角度にしたら、手首をまっすぐに伸ばしてから引きます。上顎のときは脇を開きつつ弓を引くようなイメージで（**図3**）、下顎のときは腕ごと自分の方へ引くように動かします（**図4**）。腕ごと引くと、あまり指に力が必要ありません。また術者のポジションも比較的簡単にとれ、姿勢も楽になります。

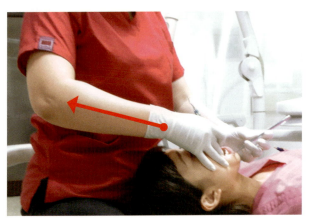

図3 上顎SRP時の引きの動き。弓を引くようなイメージで脇を開いていく。

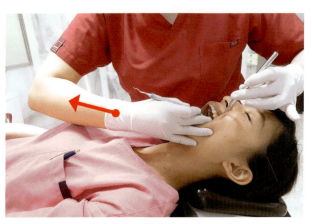

図4 下顎SRP時の引きの動き。腕ごと自分の方へ引くようなイメージで動かす。

SRPのコツ⑤　SRP時に用いるグローブ（選びかたとアレルギーについて）

確認事項
- ▶ 自分の手のサイズに合っているものを選ぶ
- ▶ 器具を把持したとき、滑らず操作がしやすいものを選ぶ
- ▶ 患者さんごとに交換する

　SRPは手指の感覚が重要でかつ操作が細かいため、器具を的確にコントロールできるグローブを選びましょう。
　現在、グローブのパウダーを原因とした術者・患者さんのアレルギー反応や異物反応が問題となっており、2019年末で使用ができなくなります。医療従事者はグローブの装着で頻繁にラテックスに触れるため、ラテックスアレルギーの感作が多く、リスクも高くなっています[3]。医療従事者にとってグローブは必要不可欠ですが、長く仕事をするためにも自分の体を守ることが大切です。現在アレルギーがなくても、ノンラテックスグローブの使用を考える必要があります。なおノンラテックスグローブには、ニトリルゴムやビニール素材のものがあります。

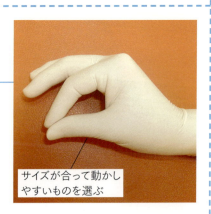

サイズが合って動かしやすいものを選ぶ

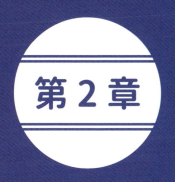

第2章

まずはここを押さえて問題解決！

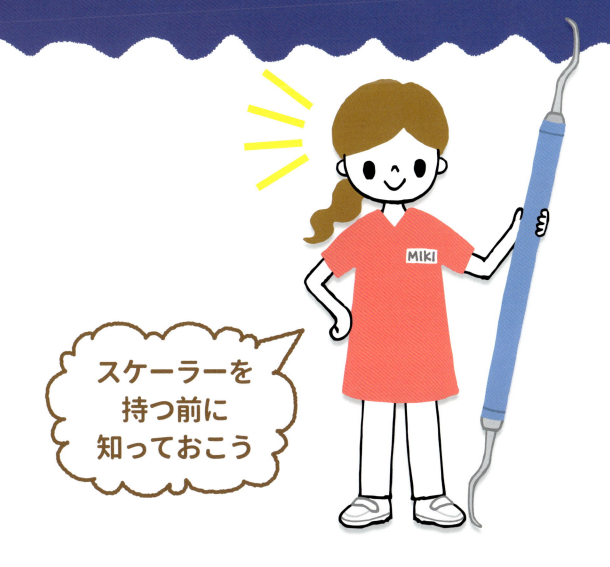

スケーラーを持つ前に知っておこう

Q 歯石の有無や、きちんと歯石が取れているかの判断はどうすればいいの？

A 根面がどのような状態かを判断する「探知能力の向上」が大切です。

　臨床では歯石を取ることに夢中になり、「どうやって取るのか？」というテクニックの面に意識が集中しがちです。確かにテクニックは重要ですし、少しでも興味をもって向上しようという気持ちはすばらしいと思います。

　しかしまず大切なことは、根面に歯石があるのかどうかを判断する「探知能力の向上」ではないでしょうか？　歯石がそこに「ある」とわかって、初めて「取る」という行動に移すことができます。そしてこの探知能力の差は、まさにテクニックの差につながっていきます。いつも歯根がどのような状態なのか意識しながら、探知能力の感覚を磨いてください。

　本項では、臨床で探知能力やSRPの技術力を上げるためのポイントについて解説していきます。

① 器具で一気に探知能力アップ！

　筆者は歯科衛生士の山岸貴美恵氏にお会いするまで、歯周ポケット測定時もSRP直前の根面のチェック時も、すべてCP12（Hu-Friedy、**図1**）のプローブを愛用しており、臨床で何の不自由も感じていませんでした。しかし、山岸さんのセミナーで紹介していただいてから、WHOプローブ（YDM、**図2**）をSRP・メインテナンス時に使用するようになりました。器具を変えただけで筆者の臨床は変わりました。今まで以上に根面の性状が指先に感じられるのです。

　歯肉縁下の歯石は、プローブから伝わる振動を指先で感じることで確認できます。歯石に当たったときの細かい振動をとらえるには、より細く軽い器具が良いのでしょう。試しに使い比べてみてください。はじめは細くて持ちにくいと感じられるかもしれませんが、しばらく使ってみれば、みなさんも振動の感じ方の違いがはっきりわかると思います（**図3**）。

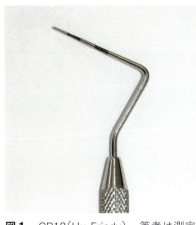

図1 CP12（Hu-Friedy）。筆者は測定時にこのプローブを用いている。少し重さを感じるものの、カラーコードがあり数値が読みやすい。
重さ16g、先端の直径0.45mm

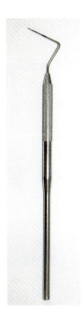

図2 WHOプローブ（YDM、図1と同じ距離で撮影）CP12に比べ全体が細く、重量もかなり軽い。ただしていねいに取り扱わないと変形することもあるため注意。
重さ3g、先端の直径0.5mm（先端は球状）

チェックポイント　歯石を探知するとき
- ✓ プローブの持ち方は執筆状変法で
- ✓ 指先で把持する
- ✓ 力をかけないようにする
- ✓ 意識を指先に集中させる
- ✓ プローブは多方向から挿入し探知する

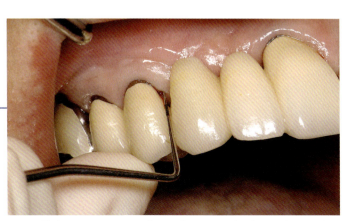

図3 筆者にとってWHOプローブは、SRP時の根面の探知や歯根形態の把握、メインテナンス中の根面の確認に欠かせないものである。

2 エックス線写真の活用

　エックス線写真は歯周治療のさまざまな場面で活用され、質の高い治療の条件として「質の高いエックス線写真」が挙げられるほどです。エックス線写真は平面の情報ですが、プロービングを併用することで情報を立体化してとらえることができます。SRP前にエックス線写真で骨吸収の状態や大きい歯石、特殊な歯根形態（**図4**）を確認してからプローブ（筆者はWHOプローブを使用）を使って触診すると、より具体的にイメージがわき、歯石の見落としが少なくなると思います。

　さらに規格的なエックス線写真（平行法）は実物との誤差が少なく、SRPに活用できます。現在はデジタルエックス線写真も普及しており、画面上でゲージを用い、歯周ポケットの深さや歯石の位置などを確認できるソフトウェアもあります（**図5**）。

　なお、歯石はプロービング値が示す歯周ポケットの最深部まで付着しないことに注意しましょう。エックス線写真でも、骨吸収の見られる箇所から約2mm上までは歯肉の付着（上皮性付着、結合組織性付着）が存在するため、歯石は認められません。このことを理解しながら処置を行っていきます（**図6**）。

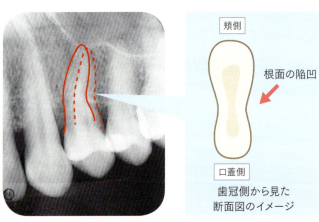

図4 ｜4根面の近遠心に陥凹が認められる。エックス線写真でこうした像が見えた場合、右図のような陥凹の存在が予想される。その深さはさまざまである。歯周基本治療でこのようにエックス線写真を活用すれば、見えない歯根形態もイメージしやすい。

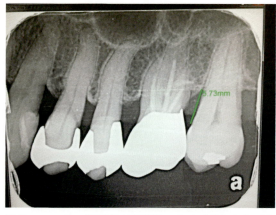

図5 エックス線写真では実際のサイズがわかりづらいこともあるが、画像上で長さを測定できるソフトウェアを用いると、エックス線写真とプローブのサイズ感をリンクさせて考えやすい。

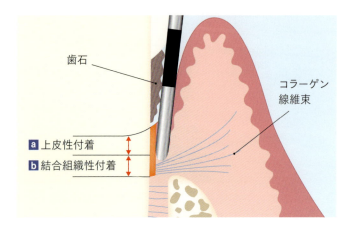

図6 歯周ポケットにプロービングを行うと、歯肉の付着やコラーゲン線維の結合が弱まっているため、プローブが組織学的なポケット底で止まらず、付着上皮を突き抜け、結合組織内のコラーゲン線維束まで達する。したがって本来のポケット底よりプロービング値が深くなってしまう。しかし上皮性付着（**a**）、結合組織性付着（**b**）には歯石はついていないということを頭に入れ、SRPを行う際に誤って健康な歯根膜を傷つけないよう十分に注意する必要がある。エックス線写真の活用では、こうしたことも考えあわせるとよい。

3 患者さんや処置歯によって目安を見つける

「歯石が取れているかわからない」「どこがゴールかわからない」――新人なら誰でも感じるこの疑問！ 筆者も何度思ったことでしょう。今でも難易度の高い症例ではそう感じることがあります。

何を SRP の仕上がりとするかですが、これほど難しい問題はないかもしれません。SRP のゴールといえる根面の感触は、患者さんや処置歯によって微妙に異なるからです。それでも何か目安がほしいとき、筆者はまず自分がもっとも行いやすい部分を SRP し、滑沢な根面を 1 面つくるようにしています。そしてその表面の感触・感覚を基準に、他の面を仕上げます。他の面も基準の根面と同様の滑沢さに仕上げれば、歯石が取れている可能性が高いということになります。自分がもっとも行いやすい部分ならばキュレットも当てやすく、的確な仕上げも行いやすいでしょう。

もちろん、すべての歯をこのやり方に当てはめるわけではありません。生活歯か失活歯かによってもキュレットに伝わってくる感触が違うこともありますし、部分的に特殊な形態をもつ歯根もあります。これらも考慮に入れつつ、目安をつくりましょう。何もないまま SRP を行うよりも感覚が明確になります。

SRP のコツ⑥　キュレットの操作音に注目

SRP 中は耳をよく澄ましてみましょう。根面の状態によって、聞こえてくる操作音も違いますし、それぞれの音に合わせた力のコントロールも必要です。たとえば、キュレットの操作時に起こる「ガリガリ」「バリバリ」という音は歯石があるしるしです。適切な側方圧をかけて除去しましょう。「キュ・キュ・キュ」と高音の耳につく音がしたら、根面が滑沢になっている証拠です。軽いタッチで仕上げていきましょう。

SRP のコツ⑦　手の疲労箇所でキュレットの持ち方や力のかかり方を確認しよう

手の疲労箇所をチェック！　▶丸で示す部分が疲れるときは要注意

はじめは意識していても、処置に夢中になるとついくせのあるキュレットの持ち方や力加減になってしまいがちです。処置中にときどきキュレットの把持のしかたや不要な力が入っていないかをチェックすることが大事ですが、手の疲労箇所も自分のキュレットの持ち方や力のかかり方のひとつの目安として参考にしてみてください。SRP を行った後、図 7 のような部分が疲れやすい、あるいは痛い方は、キュレットの持ち方や力のコントロール、もしくはキュレットの動かし方に問題があると思われます。

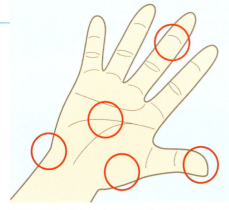

図 7　SRP 後は手の疲労箇所の確認をしよう。

Q キュレットはたくさんあるけど、どれが使いやすい？何番をそろえたらいい？

A キュレットの選択は術者の好み次第です。またキュレットセットは、まずは基本的なものをそろえてみましょう。

　キュレットは、各メーカーがそれぞれのこだわりをもって製造・販売しています。繊細な作業を要するキュレットは私たちの手の一部となり、歯肉縁上・縁下で歯石除去を行います。つまりキュレット選びは私たちのテクニックレベルにもかかわる重要なポイントであり、こだわりたいところです。

　キュレット選択は術者の好みや手技によって異なります。そこで、どのようなポイントを見て自分の手に合ったキュレットを選択したらいいのか、まとめてみます。

① キュレット選択のポイント

1．ハンドルの持ちやすさ

キュレットはハンドル部分を把持して力を使い分けるため、手になじむことが大切です。太さや軽さ、滑り止めの感覚などグローブをした状態で確認します（**図1**）。

2．シャンクの太さ・硬さ

キュレットはシャンクの太さや硬さによって種類に分かれます。筆者が好んで使用している Hu-Friedy のキュレットでは、3種類に分かれます（**図2**）。

- スタンダード：柔軟性に富み感触が伝わりやすく、細かい歯石除去に適している
- リジット：スタンダードより太く硬い。比較的強固な歯石除去に適している
- エクストラリジット：リジットより硬い。強固な歯石除去に適している

スタンダードタイプは、歯石にカッティングエッジを噛ませて引き上げる一連の動作で側方圧をかける際にシャンクが少ししなり、手指に伝わる感触が変わります。側方圧が足りず歯石にカッティングエッジがうまく噛まない場合は、リジットタイプを選ぶとよいでしょう。ただ、どのキュレットなら誰でも確実に歯石除去ができるということはないため、いろいろ試して自分の手の感覚に合うものを選択します。

3．カッティングエッジのシャープさと切れ味の持続性

この点がキュレット選びでもっとも重要かもしれません。カッティングエッジの切れ味は歯石除去効率につながりますから、術者としてはこだわりたいところです。

シャープニング後の切れ味の持続性は、メーカーにより少し違うというのが筆者の感想です。SRPは通常、全顎を4～6ブロックに分けて処置しますが、1ブロックを処置している間は切れ味が持続する製品を選択したいものです。

4．価格

プロとしては、費用対効果も考えなくてはなりません。前述の1～3のポイントに価格を加えて選択しましょう。

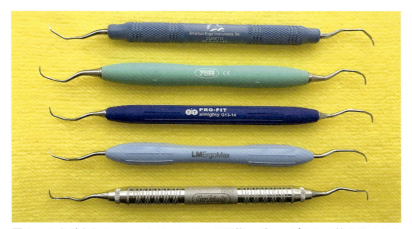

図1 さまざまなキュレットのハンドルの形態。グローブをして持ちやすさを確かめ選択する。（上からアメリカンイーグル〔ジーシー〕、カラフィー〔YDM〕、PRO〔サンデンタル〕、LM DENTAL〔白水貿易〕、サテンスチール〔Hu-Friedy〕）

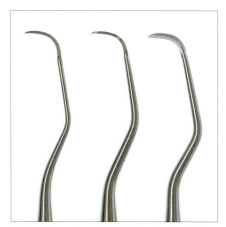

図2 左：スタンダードタイプ、中：リジットタイプ、右：エクストラリジッドタイプ。筆者は主にリジットタイプを使用する。
〔写真提供：Hu-Friedy〕

2 筆者が推奨するキュレット

キュレットにはいろいろな形のものがあります。特殊な形をした独自の製品を製造販売しているメーカーもあり、歯根の形態などを考え、それぞれ使いやすく開発されているのだと思います。

筆者はあまり多くのキュレットを使いこなすタイプではありません。普段の臨床でもっとも使用している主力メンバーは図3のとおりであまり多くなく、これ以外はほとんど使っていません。

使用キュレットの種類が少ないことを意外に感じた方もいると思いますが、どのキュレットを使っていいか迷っている方は、まずはこれらを試してみるのもいいでしょう。比較的使いこなしやすいセットだと思います。特殊な形態のキュレットは、こうした基本的なものが使いこなせるようになってから試していくと良いでしょう。はじめからたくさんの器具を使いこなすことができる人はいないのですから。

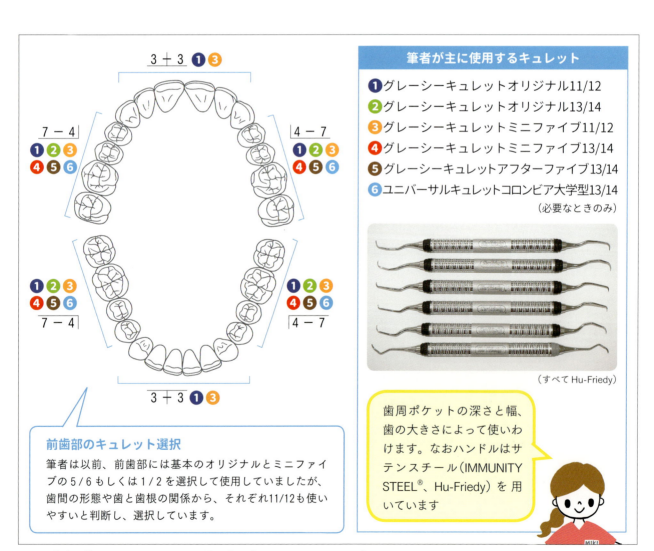

筆者が主に使用するキュレット
1. グレーシーキュレットオリジナル11/12
2. グレーシーキュレットオリジナル13/14
3. グレーシーキュレットミニファイブ11/12
4. グレーシーキュレットミニファイブ13/14
5. グレーシーキュレットアフターファイブ13/14
6. ユニバーサルキュレットコロンビア大学型13/14
（必要なときのみ）

（すべて Hu-Friedy）

歯周ポケットの深さと幅、歯の大きさによって使いわけます。なおハンドルはサテンスチール（IMMUNITY STEEL®、Hu-Friedy）を用いています

前歯部のキュレット選択
筆者は以前、前歯部には基本のオリジナルとミニファイブの5/6もしくは1/2を選択して使用していましたが、歯間の形態や歯と歯根の関係から、それぞれ11/12も使いやすいと判断し、選択しています。

図3　筆者が使っているキュレットと使用箇所（すべてリジットタイプ）。

正しいシャープニングができているか自信がありません。良い方法や注意すべき点を知りたい！

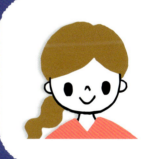

シャープニングに自信をつけるには、なんといってもキュレットの原形を理解することです。そして上達するコツは、自分のくせを知ることです。

　シャープニングに自信がもてないのは、その正しい方法とキュレットの原形を理解していないからだと思います。シャープニングにはいろいろな方法がありますが、やるべきことはみな同じで、キュレットの原形をそのまま縮小して再現するように研磨するのです。

　ですから、シャープニング方法に自信をもちたい、もっとうまくシャープニングをしたいという場合は、キュレットの原形を知りましょう。

　またシャープニングはとても細かい手作業ですから、術者のくせが直接形態に表れてきます。ゆえに自分のくせを知り、それを修正していくことが上達への近道です。

1 ブレード部の構造を知ろう

　筆者はSRP時、正しくシャープニングされたキュレット以外は使用しません。どんなにベテランの歯科衛生士でも、原形をとどめない形にシャープニングされたキュレットや切れ味の悪いキュレットでは、歯石除去は難しいからです。

　また正しくシャープニングされなかったキュレットは、患者さんの不快感、術者の疲労度の加増だけでなく、歯周組織に過剰にダメージを与えてしまいます。切れ味の悪いキュレットでのSRPはまさに、なまくらの包丁で魚をさばくようなものです。魚をうまくさばくには、熟練した職人の技も必要でしょうが、手入れの行き届いた包丁を使うのは当然のことです。そうした包丁は、切れ味や形態にこだわった職人自身の手によって日々手入れされているはずです。

　キュレットのブレードは、ただシャープであれば良いというわけではありません。器具は、その目的を果たすための形態を考えつくし作られています。長い年月を経ても支持されているグレーシーキュレットはその代表です。その形態をシャープニングで崩さないよう、またプロの歯科衛生士として自分の道具の管理に自信がもてるよう、まずはキュレットの構造を熟知してください（図1、2）。

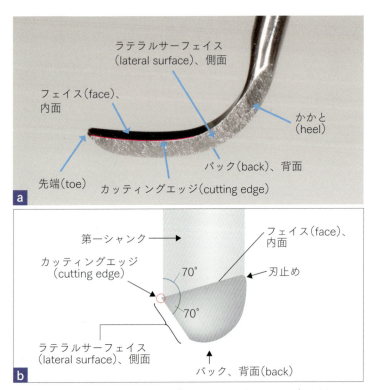

図1　グレーシーキュレットのブレード部の構造と名称（a：側面からみた図、b：先端から見た図）。カッティングエッジの角度は70°、フェイスも第一シャンクの縦軸に対して70°についている（オフセットブレード。この構造は、歯石を除去する際カッティングエッジを作業角度に位置させると第一シャンクが術部に対して平行になるようになっている）。

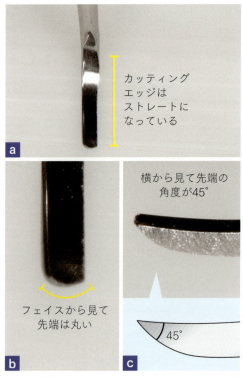

図2　ブレード部の形状。カッティングエッジはかかとから先端までストレートになっている（a）。フェイス側から見ると、先端の部分は丸く処理されている（b）。側面から見ると、先端の角度は45°になっている（c）。シャープニングのたびにこの形へ戻すことを意識する。

2 正しいシャープニング法を身につけよう

キュレットのシャープさは、処置に大きく影響を与えます。切れ味の悪いキュレットを用いたSRPでは、歯石にカッティングエッジを噛ませられず、それを力でカバーしようとして術者や患者さんの苦痛が増すだけでなく、歯石も取り残しやすくなってしまいます。時間をかけても、いい結果を導くことができないのです。

またカッテングエッジの角度が正しくないと、適切な歯石除去が難しく、歯石の表面をツルツルにしてしまいがちです。

SRPで臨床的な治癒を図るために、キュレットを的確にシャープニングしておくことは、プロフェッショナルの必須条件といえるでしょう。

キュレットのシャープニング

基本的事項

キュレットの持ち方

手首が曲がらないよう気をつけながら、必ず利き手と反対側(筆者の場合左手)で持つ。またシャープニング中にキュレットがふらつかないよう、親指と他の指とを離し全体的に把持する。このとき、親指の腹は必ずカッティングエッジと逆側につけるようにする。

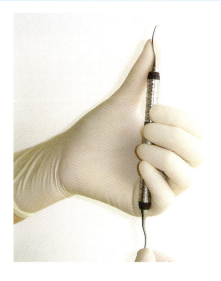

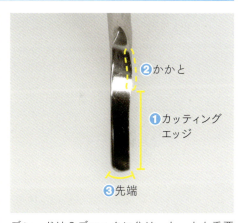

ブレードは3ブロックに分け、もっとも重要なカッティングエッジ(❶)、かかと(❷)、先端(❸)の順に行う。

ストーンの持ち方

必ず利き手(筆者の場合右手)で持ち、上方を親指、下方を中指と薬指で支え、人差し指をストーンの横に添える。人差し指はブレードの先端を研磨する際に使う。

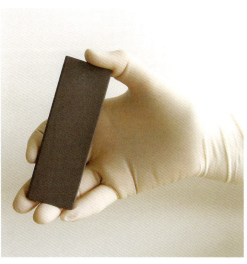

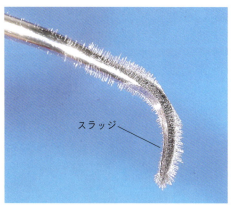

研磨中はスラッジ(切粉)が出てくる。これが出ないときには、ストーン研磨面の凹凸をスラッジが埋めてしまい研磨面としての用に足りないなどの問題がないか確認する。

> **チェックポイント**
> **シャープニングのポイント**
> ✓ カッティングエッジ部分は一直線上に動かす
> ✓ かかと、先端も毎回シャープニングする
> ✓ ストーンのストロークはゆっくりと正確に
> ✓ 目でよく見、耳でよく聞きながらシャープニングを行う
> ✓ 1本のキュレットを同じ人がシャープニングする
> ✓ シャープニングの順序として、かかとからカッティングエッジへは戻らない

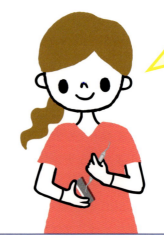

37〜40ページではHu-Friedyのダイヤモンドシャープニングカードを用いています

> **チェックポイント**
> **シャープニング角度の確認**
> ✓ 分度器にグレーシーキュレットの第一シャンクの位置、ストーンの位置にペンでラインを入れておき、そのラインに合わせてストーンとキュレットの角度を設定してからシャープニングを行うと確実である

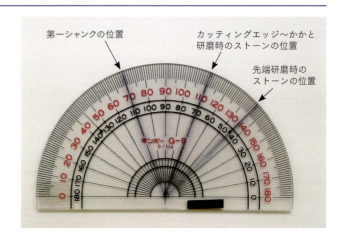

第一シャンクの位置 / カッティングエッジ〜かかと研磨時のストーンの位置 / 先端研磨時のストーンの位置

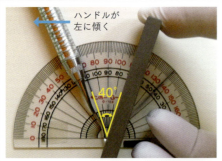

ハンドルが左に傾く

11/12
第一シャンクを70°、ストーンを110°の位置にすると、キュレットのハンドルが向かって左に傾く。

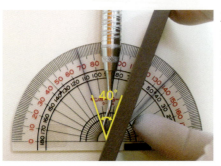

13/14
第一シャンクを70°、ストーンを110°の位置にすると、キュレットのハンドルが90〜100°の付近に位置し、ほぼ直立する形になる。

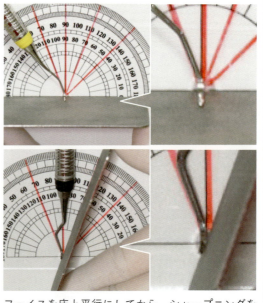

フェイスを床と平行にしてから、シャープニングを始める。

図3 分度器を用いたシャープニング角度の確認方法。

第2章 まずはここを押さえて問題解決！

シャープニングの手順：オリジナル11/12の場合

カッティングエッジ〜かかとの一連の研磨

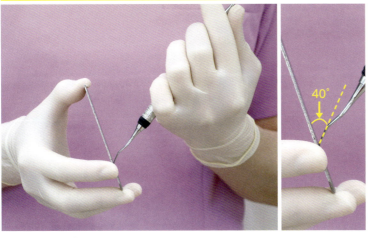

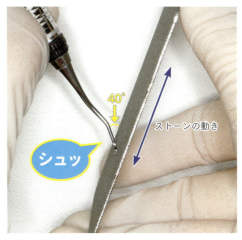

スタート時の腕のポジション
フェイスを床面と平行にしたうえで、ストーンに対する第一シャンクの角度（40°）を分度器で合わせたら胸元の位置まで持っていき、そこでストーンを上下に動かすようにする。

カッティングエッジがストーンに接しているのを見ながらストーンを上下に動かす。「シュッシュッ」という音を確認しながら行うこと。

シャープニング時の動きと術者からの見え方

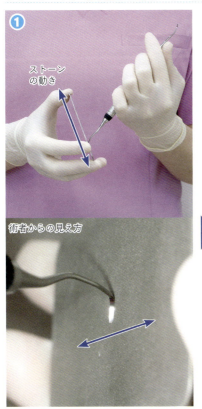

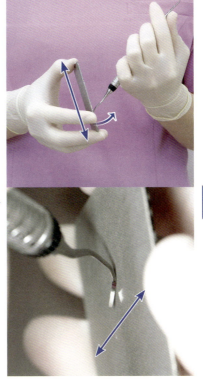

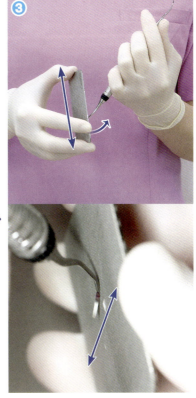

① まずもっとも重要となるカッティングエッジから研磨を開始する。ストーンは上下に動かす。

② ストーンを上下に動かしながら、少しずつかかとへ移行していく（ストーンの研磨面とブレードの先端が徐々に離れて八の字を描く）。

③ かかとをシャンクの側面に合わせて凸凹のない滑らかな形態にするため、ストーンを回り込ませたうえで、カッティングエッジより少し長めに研磨する。

※オリジナル12ではかかとを自分側に向け、さらに自分側へハンドルを倒すようにして研磨する。

シャープニングの手順：オリジナル13の場合

カッティングエッジ〜かかとの一連の研磨

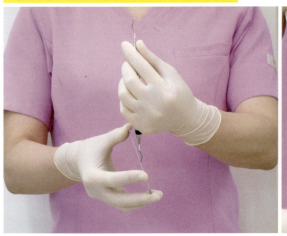
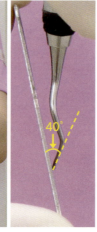

スタート時の腕のポジション
ストーンに対する第一シャンクの角度は40°。キュレットを垂直に立てたままだとシャープニング時に手がじゃまになるうえ、カッティングエッジを目視で確認できない。

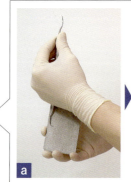
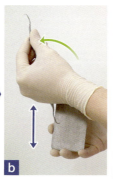

シャープニングの開始時、aのまま動かそうとすると、左手がじゃまになってしまう。bのようにキュレットを少しだけ前方に倒し、ストーンの動く場所をつくると動かしやすい。ただしこのとき、キュレットの角度が開きやすいので注意する。

シャープニング時の動きと術者からの見え方

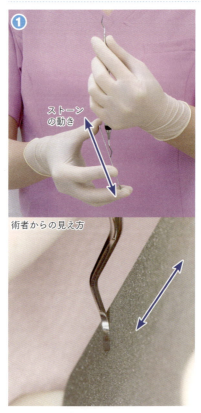

①
ストーンの動き
術者からの見え方

カッティングエッジが見づらいものの、キュレットの持ち方をくふうすれば目視しながらシャープニングできる。

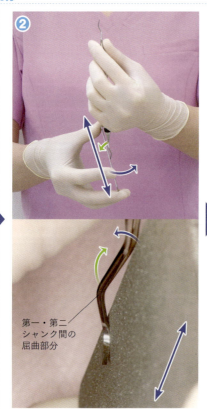

②
第一・第二シャンク間の屈曲部分

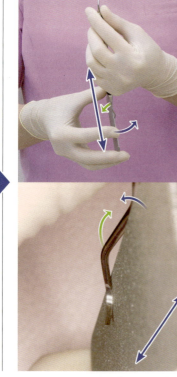

③

かかとへ移行する際は、第一シャンクと第二シャンク間の屈曲（「くの字」）部分にストーンの縁を入れ込むようにすると、第二シャンクがじゃまにならない。ストーンとかかとが離れないように、双方を寄せて行う。

第2章　まずはここを押さえて問題解決！

シャープニングの手順：オリジナル14の場合

カッティングエッジ～かかとの一連の研磨

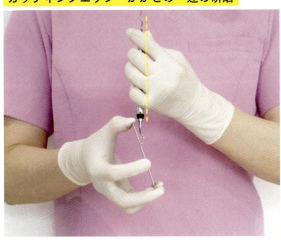
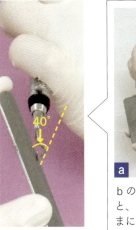
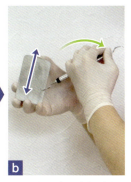

スタート時の腕のポジション
ストーンに対する第一シャンクの角度は40°。かかとは自分の方に向いている。この理想的な角度はハンドルを自分の方向へ倒すときにずれやすい。自分の体の縦軸からハンドルが左右にぶれないよう留意しながら行う。

bのようにキュレットを少し自分側へ倒すと、ストーンを上下に動かす際に左手がじゃまにならずにシャープニングができる。また、ストーンとキュレットをもつ手を上腕の位置より少し高くすると、カッティングエッジが直視でき作業しやすい。

シャープニング時の動きと術者からの見え方

①
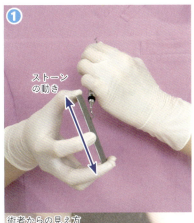
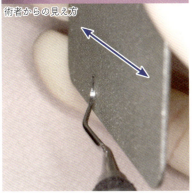

キュレットの上方からカッティングエッジとストーンがフィットしているか目視する。キュレットの背面からでは確認が難しい。

②
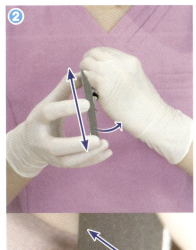
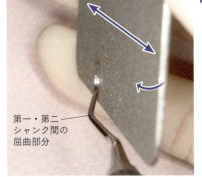

③
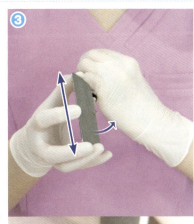
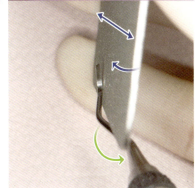

キュレットの第1シャンクと第2シャンク間の屈曲部分にストーンの縁を入れ込むようにしながらかかとへ研磨を移行する。ストーンの側面に置いた人差し指でコントロールすると行いやすい。

オリジナル11/12、13/14の先端の研磨

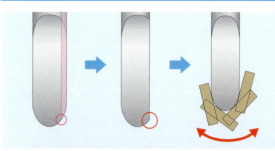

先端のシャープニング
ラテラルサーフェイスを研磨すると、赤丸で示すような角ができてしまう。シャープニングでは、この角を落とすと同時に、少しずつ細くなるブレードの幅にあわせて長さの調節をする。シャープニングの基本は、原型を保ったまま小さくするように研磨していくことを忘れてはならない。なお、ミニファイブはブレードの長さが短いため、先端の研磨は角を取るのみに留め、長さの調節は行わない（44ページ参照）。

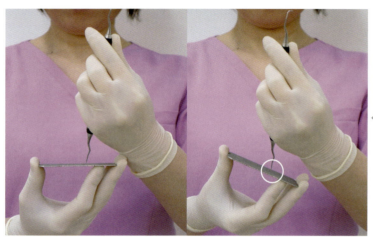

スタート時の腕のポジション
フェイスを床面に平行にし、ストーンの角度をフェイスに対して135°に設定する（先端の角度を45°にするため。34ページ図2参照）。分度器を使うとわかりやすい（36ページ参照）。

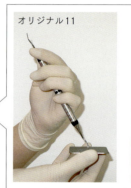 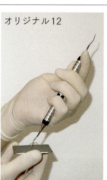

オリジナル11/12先端の研磨では、フェイスを床面に平行にすると、キュレットのハンドルが床面に垂直ではなく前後どちらかに倒れる。写真の状態になるよう位置づけよう。13/14の場合は、床面におおよそ垂直となるよう位置づける。

シャープニング時の動きと術者からの見え方

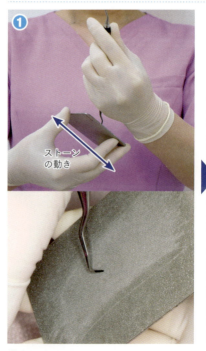 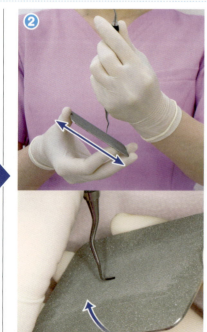 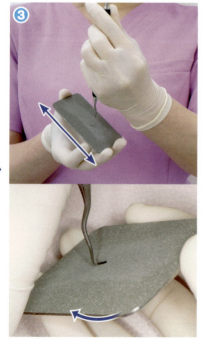

❶をセットポジションとして、キュレットは固定したままストーンを上下に動かし、❷～❸へと先端が滑らかな半円になるように、角ばったり尖ったりした部分を修正していく。ストーンの回転する動きは持ち手の人差し指で行う。

第2章 まずはここを押さえて問題解決！

③ 使用中のストーンを確認してみよう

シャープニングをスムーズに行うために重要なポイントのひとつが、ストーンの状態です。劣化したストーンを使っている状態では、シャープニングに時間ばかりかかってしまいます。新しいストーンに買い替えも検討した方が、時間と労力の節減になると思います。一度自身のストーンをチェックしてみましょう。

> **チェックポイント**
> **こんなことがあったらストーンは交換しよう**
> ✓ スラッジ（切粉、35ページ）が出ない
> ✓ カッティングエッジが噛まず滑ってしまう
> ✓ ストーン表面の凹凸をスラッジが埋めるなどしてつるつるになっている
> ✓ ストーンの真ん中がくぼんでいる（形態の変形、右図）

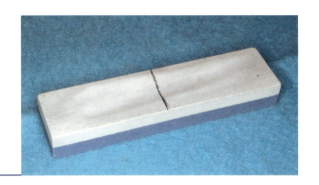

アルミナ系ストーン
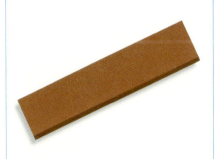
人工石。研磨面は粗め。
〔写真提供：YDM〕

セラミックストーン
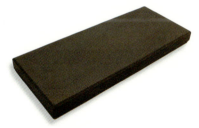
人工石。研磨面は中程度〜細かい。写真の商品には研磨用ガイドが付属しており、ガイドにしたがってシャープニングができる。〔写真提供：白水貿易〕

デュアルストーン
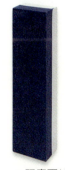
人工石。ブルーの研磨面は粗目（インディアとアーカンサスの中間）、ホワイトの研磨面は細目（セラミックと同じ）。
〔写真提供：Hu-Friedy〕

アーカンサスストーン
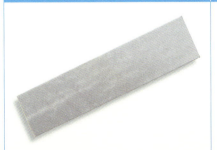
天然石。研磨面が細かい。
〔写真提供：YDM〕

ダイヤモンドシャープニングカード
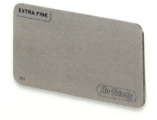
研磨面に工業用ダイヤモンドがコーティングされている。ダイヤモンドの粗さは3種類：中目（ミディアム）、細目（ファイン）、超細目（エキストラファイン）。
〔写真提供：Hu-Friedy〕

図4 ストーンにはさまざまな種類があり、それぞれサイズの多様性や特性をもつ。特性を理解したうえで使用するのであれば、あとは術者の好みで選択してよいだろう。ちなみに筆者は現在、デュアルストーンとカードダイアモンドストーン（ともに Hu-Friedy 社）を好んで使っている。

自分のくせを知ろう

　シャープニング上達のポイントは、自分がもつシャープニングのくせを知ることです。くせは人によって異なりますが、実は多くの方々はいくつかのパターンに分類されます（分類の難しいくせも見受けられますが、まれです）。

　以下に、筆者が臨床でよく見るくせとその対策を解説します。自分のキュレットと写真を見比べて、どのタイプに当てはまるか確認してみてください。

キュレット別・シャープニングのくせと原因、修正方法

形態修正におけるくせ

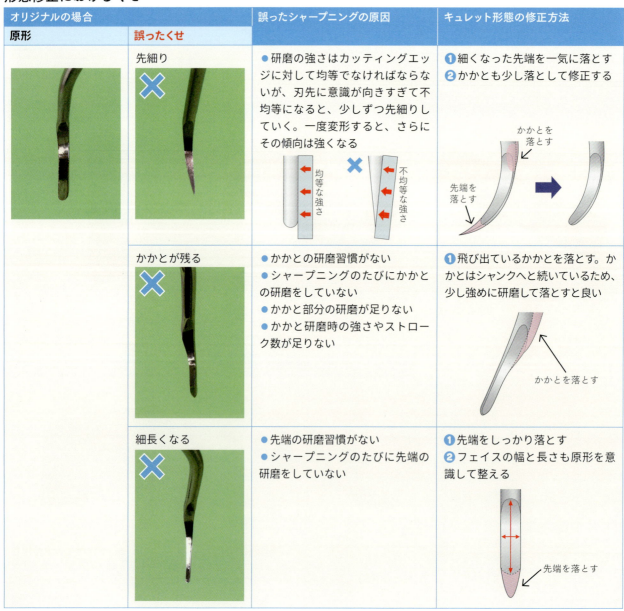

ミニファイブの場合		誤ったシャープニングの原因	キュレット形態の修正方法
原形	誤ったくせ		
	形が三角になる ✗	● カッティングエッジに対する研磨の強さが均一でない ● かかとの研磨が弱い ● 先端の形態を丸くする研磨をしていない	❶ かかと側の太いところを落とす ❷ 先端の尖っている部分を丸める ← かかとを落とす 先端を丸める ↙

カッティングエッジの状態		誤ったシャープニングの原因	キュレット形態の修正方法
正しく研がれた状態	誤ったくせ		
	カッティングエッジが鈍で、ラテラルサーフェイスが多面的	● シャープニング中にストーンの動きがぶれている ● シャープニング中にキュレットが安定しておらず、力がかかったときに動いてしまう	❶ 意識してゆっくりストーンを動かす ❷ キュレットの側面をルーペなどで拡大、確認しながら行う

SRPのコツ⑧　シャープニング器材はどれがいい？

ここをチェック！
▶ 正確な角度で原形を再現することができる
▶ 鋭利に研ぐことができる
▶ 側面をむらなく一面に整えることができる

注意 キュレットの消耗が大きくなるため以下のことは避けましょう。
・1本のキュレットに複数種類のシャープニング器材を混合して使用すること
・1本のキュレットを違う複数の人がシャープニングすること

現在、市場にはたくさんの種類のシャープニング器材が出ています（**図5a〜c**）。しかし、どれも「訓練なしにすぐ習得可能」「誰が研磨しても同じ仕上がり」とはいかないと思います。どんな器材・方法を選ぶ場合でも、キュレットや器材の構造を理解したうえで、何度もトレーニングが必要です。

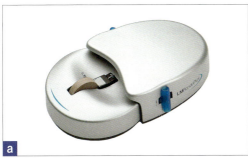
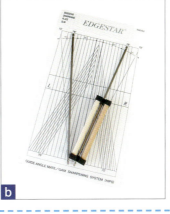
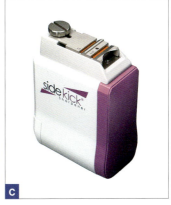

図5 a：LMロンドプラスシャープナー（白水貿易）
b：エッジスターシャープニングセット（白水貿易）
c：サイドキック（電動シャープナー、Hu-Friedy）

角度修正におけるくせ

正しい角度	誤ったくせ	誤ったシャープニングで起こること	カッティングエッジ形態の修正方法
第一シャンクとストーンのなす角度は40°	第一シャンクとストーンのなす角度が40°以下になっている（カッティングエッジが70°以上になってしまう）	●第一シャンクを歯軸に平行にした状態でキュレットを作業角度に合わせようとすると、70°以上に研磨されたカッティングエッジを的確に歯石に噛ませることができず、キュレットを歯の方向へ傾ける必要がある。そのため術者のポジションがとりづらくなる	❶ラテラルサーフェイスを落とす。思い切って側面を落としてもフェイスの幅に影響が出にくい
	第一シャンクとストーンのなす角度が40°以上になっている（カッティングエッジが70°以下になってしまう）	●70°以下に研磨されたカッティングエッジは、第一シャンクをどのように傾けても歯石に噛ませることができるが、根面に対するフェイスの内角が鋭角となった結果エッジが丸く（＝dull）なりやすく、キュレットの消耗も早くなる	❶一度で大きく修正するとフェイスの幅が狭くなり、キュレットの寿命が短くなってしまう。少々であればラテラルサーフェイスが多面的になっても良いので、カッティングエッジだけは70°になるようシャープニングのたびに少しずつ修正していく。

SRPのコツ⑨　ミニファイブのシャープニングにおける注意点

ミニファイブはオリジナルよりフェイスが1/2と短くなっています。そのため、オリジナルと同じようにシャープニングで先端の長さの調整を行うと、あっという間に写真のようなキュレットになってしまい、その寿命がかなり短くなってしまいます。そのため、ミニファイブ先端の研磨は撫でる程度に抑えるようにします（**図6**）。

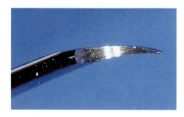

図6 シャープニングしすぎて短くなったミニファイブ。

第2章 まずはここを押さえて問題解決！

Q 歯石があるのはわかるのに、キュレットが歯石の表面を滑って除去しきれません！

A

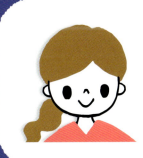
「切れ味」「消耗・変形レベル」「歯石の下にカッティングエッジを噛ませる」「作業角度」の4つのポイントを注意深く確認しながらSRPを進めれば、きっと解決します。

　キュレットが歯石の表面を滑って歯石を取り残してしまうことは、臨床ではよく起こります。同じ歯石に何度もそうしてしまうと、表面がツルツルに磨かれてしまい、よりキュレットのカッティングエッジが引っ掛かりにくくなってしまいます。
　しかし、こうした歯石も取れないわけではありません。以下の手順に沿って確認していきましょう。
・キュレットの切れ味が悪くなっていないか
・キュレットの消耗・変形レベルがどれぐらいか
・歯石の下にカッティングエッジを噛ませられているか
・キュレットの作業角度は正しいか
　細かい注意が必要になりますが、これらが意識できればこのような悩みは解決され、自然にテクニックが向上しているはずです。

① キュレットの切れ味を確認する

キュレットは、SRPを行う前に適切なカッティングエッジにシャープニングされていることが必須条件です（**図1**）。SRPを始めてから切れ味が悪いと感じても、一度口腔内に挿入したキュレットをその場で研磨することはできず、交換することになります。

そうならないためには、シャープニング時のテスト棒による切れ味の確認が重要です（**図2**）。軽い力で「ピン」とはじく程度まで研磨してください。これが切れ味確認のポイントとなります。なお、テスト棒は何度も引く必要はありません。

キュレットの手入れは自己管理が基本です。「テスト棒でピンとひっかかる程度」という基準はあるものの、人によってゴールにばらつきが出るのが現実です。しかしプロフェッショナルであれば、シャープニングのゴールをどこに設定するかということも考える必要があります。SRPの重要ポイントであるキュレットの切れ味を左右するシャープニングのゴールを、いつも高い位置に設定しておくように意識しましょう。

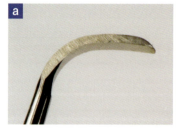 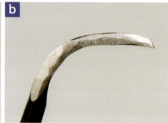

図1 シャープニングの成否の見極め。
a：ラテラルサーフェイスに凹凸がなく一面となっている。このように仕上げると切れ味の持続性が長い。
b：ラテラルサーフェイスが手ぶれによって多面化しており、切れ味の持続性が短いキュレットになっている。

11/12
第一シャンクがテスト棒の上面より下に斜めに落ちてしまいがちなので注意する。

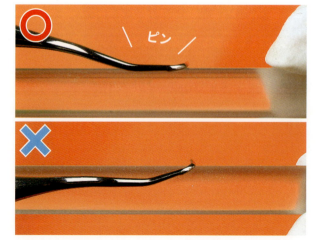

13/14
第一シャンクがテスト棒の上面より斜めに上がってしまいがちなので注意する。

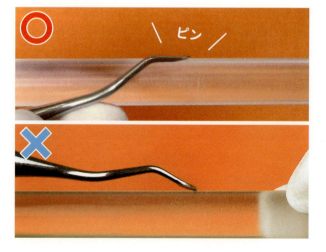

図2 テスト棒によるカッティングエッジの切れ味の確認。
テスト棒に対し、第一シャンクを平行に当てる。「ピン」と弾くような反応があれば、カッティングエッジができている証拠である。テスト棒をガリガリと引く必要はない。

② キュレットの消耗・変形レベルを確認しよう

「SRP中、歯石があるのはわかるのに、そこにカッティングエッジを噛ませられない。キュレットは研磨ずみであることを確認しているのに……」ということはありませんか？

こうしたときに確認したいのは、キュレットの消耗・変形レベルです（**図3**）。キュレットがSRPでうまく機能しないのは、すでに述べた「研磨レベルが低い」に加え、キュレットの消耗・変形レベルも理由になりえるのです。消耗・変形の進んだキュレットを用いたSRPは時間がかかるだけでなく、完成度も低くなってしまいます。

ですから、キュレットがどう消耗・変形しているかを、術前にきちんとチェックしておかなくてはなりません。

変形については、シャープニング時に「フェイスの形態」「カッティングエッジの角度」を確認し、定期的に修正していきます。

消耗は、キュレットを使用する以上生じてしまう不可避な現象です。歯周病の進行レベルや歯石の多さ・硬さなどに応じて、消耗レベルの異なるキュレットを使い分けることができます。重度の歯石が硬い症例には、消耗のない新しいキュレットがいいでしょう。いっぽう、初期の歯周炎レベルなら、ある程度消耗しているキュレットが使いやすいこともあります。

筆者は、消耗が進みフェイスの幅が細くなりすぎたもの、フェイスの長さがミニファイブの2/3～1/2まで短くなってしまったキュレットはSRPには使用せず、メインテナンスなどで歯肉縁上に付着しはじめの歯石除去に使用し、その後破棄する、という目安のもとで確認作業を行っています。

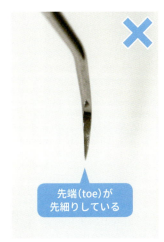
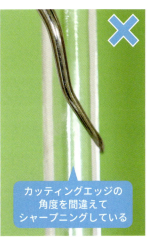
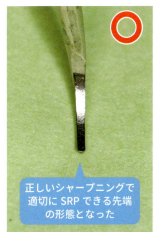

図3 キュレットの消耗・変形レベルの確認事項。
確認すべきポイントは、フェイスの形とカッティングエッジの角度である。先細りしていたり、かかとの研磨が足りず残っていたりすると、施術中にカッティングエッジが歯石にうまく噛んでくれない。特にミニファイブは、シャープニングでフェイスの幅・長さともに施術に不向きなほど短くなってしまいやすい。キュレットは消耗品であるため消耗自体は避けられないことだが、できるだけ原形に近い形を保ってシャープニングするようにする。

③ 歯石の下にカッティングエッジを噛ませる

　取り除く歯石の表面がツルツルでも、大きな歯石の場合でも、カッティングエッジを歯石の下に引っかけてから引き上げて除去することが重要です。

　臨床でよくある失敗として、歯周ポケット内の歯石に向かってキュレットを挿入するものの、歯石の下に到達する前にキュレットを操作し始めることがあります。本来、キュレットを歯石の下に噛ませて引き上げるその瞬間まで、キュレットを持つ手に力を入れてはいけません。プローブで歯石を確認したら、次はカッティングエッジで同じように歯石の状態を確認後、歯石の下にキュレットを位置させ、カッティングエッジを噛ませてから引き上げるように意識しましょう（**図4**）。

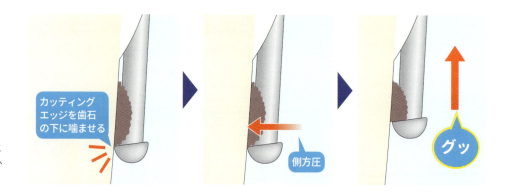

図4 歯石の下にカッティングエッジを置いて歯石に噛ませてから側方圧をかけ、引き上げる。

症例で見てみよう！

　担当歯科衛生士による歯周基本治療によって、初診時にあった炎症が再評価時にはかなり消退したものの、プロービング深さが6mmでBoP(+)、視診では歯肉の張りとツヤがやや不足していました。WHOプローブで根面を探知すると微妙なざらつきを感じたため、再SRPを行いました。シャープなキュレットで根面を確認すると、ペラペラに薄い膜状の歯石が見つかりました。歯石除去後、プロービング深さは3mmとなり、歯肉はさらに引き締まりました。

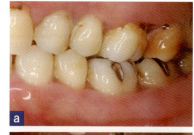
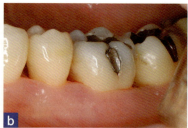
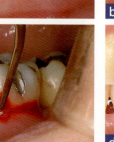
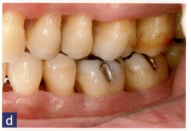
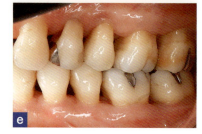

図5 キュレットのシャープさが役立った症例。SRPには技術はもちろん必要だが、小さく薄い歯石を取り除くために、キュレットのシャープさが欠かせない。
a：初診時の口腔内。　　b：再評価時の口腔内。
c：根面探知で微妙なざらつきを感じ、再SRPを行った。
d：再々評価時。さらに歯肉が引き締まり、張りが良くなっていることが分かる。
e：歯周基本治療終了から10年後の口腔内写真とデンタルエックス写真。プラークコントロールは良好で、歯肉はさらに引き締まり、プロービング深さは3mmである。デンタルエックス写真でも変化はなく、安定している。

④ キュレットの作業角度は正しいか

　うまく歯石にカッティングエッジを噛ませても、作業角度やキュレットの動かし方に問題があると、これもまた歯石の表面を撫でるだけになり、的確な除去ができないことが多くなります。

　適切な作業角度は70〜80°です。グレーシーキュレットはオフセットブレードですから、難しく考えなくても処置面に対して第一シャンクを平行に位置させると、適切な作業角度になります（**図6**）。しかし多くの場合、処置面は歯肉縁下であるため、目視で確認することはできません。その点はエックス線写真と歯石の探知で得られた情報を生かして処置面を把握していきます。

　また、臨床では作業角度が狭くなる傾向が高いと思います。作業角度が狭くなれば、キュレットが歯石の表面を滑りやすくなります。作業角度を1回1回確認するのは臨床では難しいことですが、こちらも資料や歯石の探知から得た情報から処置歯の状態をイメージし、考え、処置を行ってください。

　くどいようですが、もし処置面と第一シャンクを平行に位置づけても、カッティングエッジが歯石に噛まない場合は、シャープニングに問題があります。33ページからの項をもう一度確認しましょう。

 第一シャンクが根面に平行

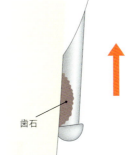 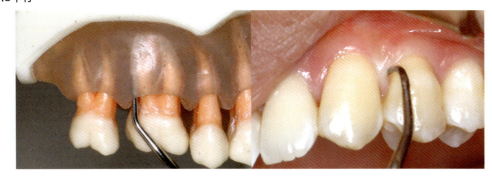

 第一シャンクが傾いている

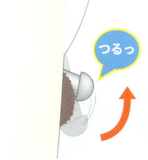 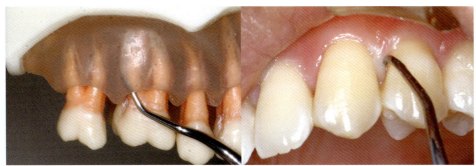

図6　歯石を取るイメージ（キュレットの先端から見た様子）。
上段は根面と第一シャンクが平行になっており、カッティングエッジが歯石の下に入っている。下段は根面と第一シャンクが平行になっておらず、キュレットは歯石に触れても表面を滑ってしまう。

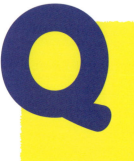

Q ユニバーサルキュレットは、グレーシーキュレットとどう違う？どの部位に適してる？

A

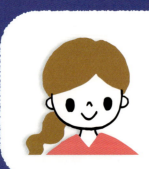

構造と使い方が違います。ユニバーサルキュレットは、丸みのある部位が得意です。

　ユニバーサルキュレットには、コロンビア大学型、マッコール型、ランガー型などがあり、全部位で使用が可能とされています。グレーシーキュレットが多く使用されている日本では、なじみがない人もいるでしょう。筆者自身もコロンビア大学型キュレット13/14のみを使用しているだけで、何種類も使いこなしているわけではありません。

　ユニバーサルキュレットは、グレーシーキュレットより早く開発されたもので、使いやすい部位と使いにくい部位があるようです。本項では、筆者が使用しているコロンビア大学型キュレット13/14を例にとって、違いをまとめてみます。

① ユニバーサルキュレットの特徴

1．ブレードのつき方

前述のとおりグレーシーキュレットは片刃で、片側が刃止めにより丸くなっています。いっぽうユニバーサルキュレットは両刃です。しかし両刃であっても、盲目下のSRPでは片方のアウトサイドしか使用しません。

インサイドは、フラップ手術など歯肉を切開したとき、または根分岐部病変へのアクセスの際に使用することがあります（**図1**）。

2．第一シャンクに対するフェイスの角度

フェイスは第一シャンクの縦軸に対して70°と思いがちですが、ユニバーサルキュレットは第一シャンクの縦軸に対して90°にフェイスがついています（**図2**）。

3．作業時の第一シャンクの角度

第一シャンクの縦軸に対してフェイスが90°についているということは、作業時にグレーシーキュレットのように第一シャンクを根面に平行にして使用してしまうと、歯肉も一緒にそぎ落としてしまいます。そのため、ユニバーサルキュレットで歯石除去するときは、第一シャンクを根面に対して10〜20°程度傾けて使用します（歯石除去で、もっとも適切な作業角度が70〜80°とされているため。次ページ**図3**）。

表1 グレーシーキュレットとユニバーサルキュレットの違い

	グレーシーキュレット	ユニバーサルキュレット
ブレードのつき方	片刃	両刃（図1）
第一シャンクに対するフェイスの角度（図2）	70°（オフセットブレード）	90°
作業時の第一シャンクの角度	術部に対して平行	術部に対して10〜20°傾ける
ブレードの作業範囲	ブレードの先端から1/3部分が中心	カッティングエッジ全体

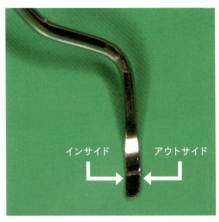

図1 ユニバーサルキュレットを用いた盲目下でのSRP時はアウトサイドを中心に使い、インサイドは根分岐部病変へのアクセス時など一部の処置において使用する。

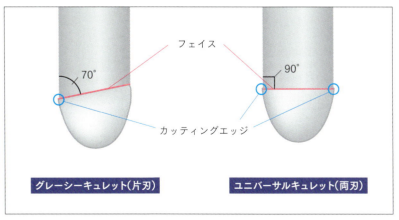

図2 各種キュレットの第一シャンクの縦軸に対するフェイスの角度。

4．ブレードの作業範囲

　グレーシーキュレットオリジナルの場合、作業部の主役はブレードの先端から1/3部分ですが(**図4a**)、残りの部分をまったく使わないわけではありません。歯は丸みを帯びた形態をしていますが、大きい歯では湾曲の強くない根面があり、そうした部分や深い歯周ポケットには、カッティングエッジ全体を使用することがあります。

　一方ユニバーサルキュレットはカッティングエッジ全体が主役です。全体を使うことでこのキュレットの良さがもっとも発揮されます。その良さとは、丸い根面をしっかり包み込むようにカッティングエッジがフィットする構造です(**図4b**)。

　ユニバーサルキュレットを使いこなすには、まずはこれらの特徴を頭にしっかりと入れてください。両刃に戸惑ったり自信がないようならば、まずは麻酔下のSRPやフラップオペ時などから使用してみてはどうでしょうか。

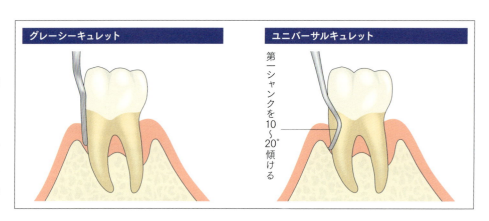

図3　キュレットによる作業角度の違い。
グレーシーキュレットはフェイスが70°に傾いているため、第一シャンクと根面を平行にする。ユニバーサルキュレットはフェイスが90°に傾いているため、第一シャンクを根面に対して10〜20°傾ける。

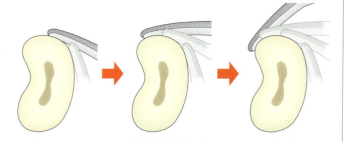

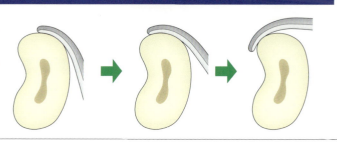

図4　キュレットによるブレードの使い方の違い。

2 ユニバーサルキュレットに適した部位とは

ユニバーサルキュレットは、何といっても歯根の丸みにフィットしやすい構造のため、上顎前歯、大臼歯分岐部において使いやすくなっています（**図5**）。

ただし、先に述べたとおり両刃でフェイスが90°についており、臨床では10〜20°ほど傾けたうえでアウトサイドを使用するため、盲目下で大臼歯遠心隅角をユニバーサルキュレットを用いて処置することはできません。キュレットが挿入しにくく、傾けた状態で動かすことが困難だからです。

ユニバーサルキュレットで処置をするのであれば、大臼歯なら近心面か根分岐部までです。前歯部・小臼歯部に関しては近遠心面ともに処置が可能ですが、歯の位置や萌出方向によっては処置が困難となる可能性もあります。

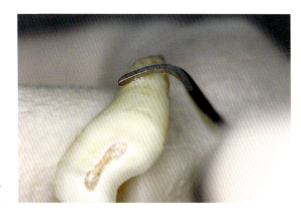

図5 ユニバーサルキュレットは、隅角や頬舌側の丸みに適している。

SRPのコツ⑩　下顎臼歯の舌側傾斜への対応

　下顎臼歯で、舌側傾斜しているケースはよく見かけるものです。歯は頭でっかち（歯冠が大きい）ですから、歯根面を処置しようとすると歯冠のふくらみが邪魔に感じる経験は、皆さんおありかと思います。下顎臼歯は、特に舌側へ傾斜していることが多いため、舌側面のやりにくさはさらに高くなります。

　このようなときは、処置歯の歯軸がまっすぐになるように患者さんの顔の向きを変えてもらいます。そうすると、術者の施術しにくさがぐっと解消されます（**図6**）。処置歯が右側なら少し右に、左側なら少し左に向いてもらいます。

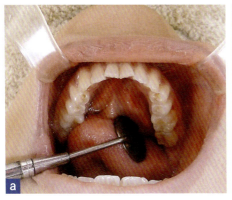
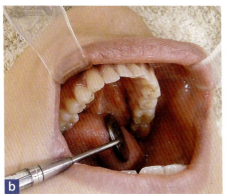

図6
a：術者が12時の位置から口腔内を見た様子。
b：aの状態から、患者さんの顔をやや右に向けて修正したところ。下顎臼歯の舌側がよく見え、施術もしやすくなる。

SRPのコツ⑪　SRP時の麻酔処置を考える基準

「SRPのときに麻酔をする/しないの基準は？」と聞かれたら、みなさんはどう答えますか？
　筆者は歯科衛生士として、「患者さんの痛みの許容範囲レベル」「術者の技術のレベル」の2つを考えます。具体的には、以下のことを考慮し決定しています。

患者さんの痛みの許容レベル

● 痛みの許容レベルは人によってさまざまです。ですから、患者さんが痛みを訴えれば麻酔を行うようにしています。筆者は若いころ、無麻酔へのこだわりみたいなものがありましたが、今では「SRPでは感染を取りきることが重要であり、SRP時に患者さんが痛みを少しもがまんする必要はない」と思っています。

● 表面上はわからなくても、意外とがまんされている患者さんは多いものです。そのため、SRP実施前に毎回術部にプローブを挿入し、
「今、お口に使っているものより少し大きな器具を使って、力を加えて処置していきますが、痛みはどうでしょうか？」
「もし痛いようでしたら、麻酔をして処置することもできます。がまんする必要はありませんので、遠慮なくおっしゃってください」
などと、優しい声のトーンで患者さんにおうかがいしています。

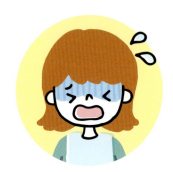

術者の技術のレベル

● SRPでは、「麻酔で処置しても、無麻酔で処置しても、結果が同じであること」「SRPは基本的に1回で歯石を取り切ること」を意識しています。そのために自分の技術を客観的に把握しておかなくては、判断を誤ります。少しでも患者さんが痛そうな顔をされているなら処置がしにくくもなりますし、自分の技術不足をカバーする意味でも麻酔をすべきでしょう。「まず無麻酔で処置してみて、歯石が取れなかったから次回は麻酔下で処置しよう」と考えるくらいなら、1回の処置で歯石を取り切ることを優先し、はじめから麻酔下で処置した方が患者さんにも術者にも良いのではと考えます。

● ただし、麻酔下で処置した場合のオーバートリートメントには気をつけます。このオーバートリートメントを防ぐためにも、麻酔／無麻酔で処置にどんな差が出やすいのか、理解しておくことが大切です。そしてその点を十分意識し、できるだけ処置に差が出ないよう、技術を磨く必要があります。

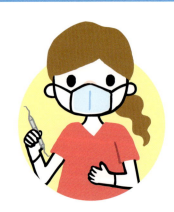

● また、3～4mmの浅い歯周ポケットでは付着の喪失が少ないため、麻酔下での処置はオーバートリートメントになりやすくなります。歯石を取り残したとしても、浅い歯周ポケットなら歯肉縁上のプラークコントロールを確実に行えば、歯肉の炎症は改善が期待できます。炎症が消退してから歯肉縁上に現れた歯石を除去するという順番でも問題はないでしょう。感染の除去とともに、生体的な組織を守ることも重要です。できるだけ無麻酔で処置できるよう、技術を上げていきましょう。

● 麻酔をするかしないかを悩むより、「どういう条件なら感染を取り切ることができるのか」「どうしたら患者さんが快適に処置を受けていただけるか」ということを頭に置いて、どのように決定するかを考えてみてください。

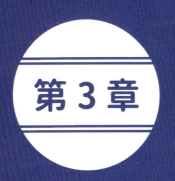

第3章

効果的なSRPテクニックをマスターしよう

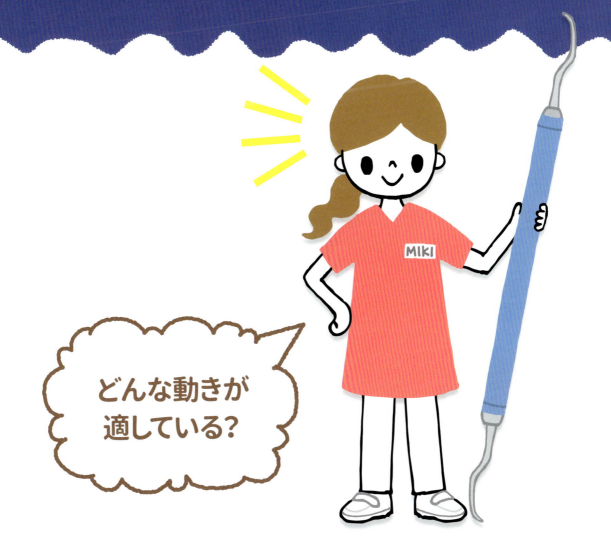

どんな動きが適している？

Q 前歯部にはブレードの小さいミニファイブを使っていますが、うまくアクセスできない！

A

歯肉の損傷を避けるため、ミニファイブを使うことが多い前歯部ですが、条件によってはオリジナルも有効です。

　みなさんは、前歯部といえばグレーシーキュレットミニファイブ（以下「ミニファイブ」）が基本と考え、1/2もしくは5/6あたりを使うのではないでしょうか。その選択は間違っていません。ただ、それ以外のスケーラーが適応外かというと、そうでもないと筆者は考えています。前歯部は他の部位に比べてもっともオープンで、術者の手の動きが制限されることも少なく、患者さんの口腔内の状態（開口度、歯列、歯の大きさなど）に合わせて柔軟に器具を選択できる部位だからです。
　しかし当然のこととして、歯根の形態やキュレットの特性を熟知したうえで選択し使用しなくてはいけません。またブロック単位や1歯単位で考えるのではなく、歯根の1面1面単位でどのスケーラーが適しているかも合わせて考えなければなりません。
　本項では、歯の1面1面に合わせてスケーラーを選択する場合、どのようなバリエーションが考えられるかを、上顎前歯部と下顎前歯部に分けて紹介します。

上顎前歯部のSRPに適したキュレット

基本に準じると、上顎前歯部にはミニファイブの1/2や5/6が適応しますが、筆者はグレーシーキュレットオリジナル（以下「オリジナル」）の11/12を好んで使用しています。同部の歯には歯冠の豊隆があり、シャンクに少し屈曲のある11/12の方が、根面へのフィット感を得やすいと感じているからです。

上顎前歯部の歯はそれぞれ特徴が違い、歯根形態もさまざまです（**図1**）。小さいブレードをもつミニファイブを使う場面は多いのですが、それぞれの歯根の特徴に合わせ、他のキュレットも選択肢に入れていきます。

また、中切歯と犬歯のサイズが大きい患者さんは少なくありません。そうしたケースでは、それぞれの歯根形態に応じて、頬側、頬側近心隅角、頬側遠心隅角にはコロンビア大学型キュレット13/14を応用することができます。また中切歯と犬歯の近遠心面が広い場合や歯周ポケットが深い場合、側切歯の近遠心面にある歯周ポケットが深い場合は、オリジナル11/12が活用できます（**図2**）。

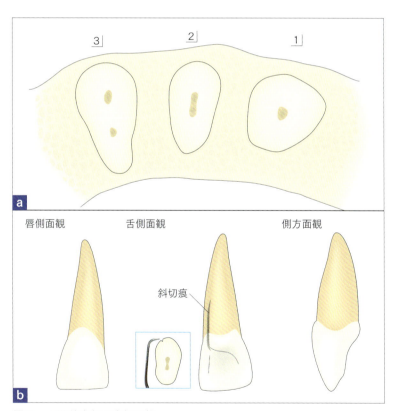

図1 上顎前歯部の歯根形態。
a：上顎前歯部の水平断図。歯根は全体に丸みを帯びているのが特徴。頬舌側面はミニファイブやコロンビア大学型キュレットが、また大きめの歯なら近遠心面にはオリジナルも使いやすい。
b：一般的な上顎側切歯の歯根形態。斜切痕は上顎側切歯舌側によく見られる。歯冠部にある場合や根面まで伸びているものまでさまざまある。斜切痕にはプラークがたまりやすいうえに、内部にキュレットが届かず起炎物質を除去することができないため、歯周炎が好発したり歯周ポケットが残ることが多い。

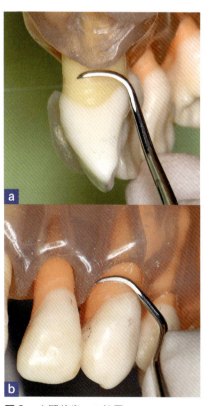

図2 上顎前歯への処置。
a：筆者がこの部分でもっとも使用するオリジナル11/12使用時。上顎前歯が大きい場合は近心面や遠心面に使う。
b：コロンビア大学型キュレット13/14使用時。ブレードの丸みを根面にフィットさせることのできるキュレットであり、上顎前歯の頬側や頬側近心隅角、頬側遠心隅角に適応する。

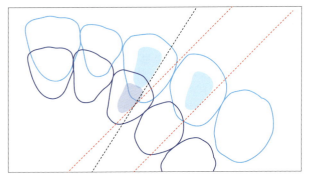

図3 歯列弓の大きさによって犬歯の歯根遠心面の向きが変わることがあるため、選択する器具も変わる。

またあわせて考慮したいのが、歯や歯列弓の大きさです。歯や歯列弓が小さい患者さんでは、犬歯の位置が一般的な大きさの歯列弓をもつ患者さんの第一小臼歯付近に位置することがあります。そうした患者さんの犬歯の歯根遠心面は、一般的な小臼歯の歯根遠心面と近い方向を向くことがあるため、その場合は一般的に小臼歯遠心面に使用するオリジナル13/14を選択するなどします（**図3**）。

② 下顎前歯部のSRPに適したキュレット

下顎前歯部は歯根の形態が細く湾曲も強いことから（**図4**）、基本的に選択するのはミニファイブとなります。ただし、叢生部分の隣接面に幅のある歯周ポケットや深い歯周ポケットがある場合は、オリジナル11/12（1/2や5/6でも可）が適応します。

また、側切歯歯根の遠心面には陥凹（くぼみ）が好発します。歯根に陥凹があったり、深い歯周ポケットを有する場合のSRPでは、ミニファイブだけでなくオリジナル11/12を用いた水平ストロークも行います（**図5**）。

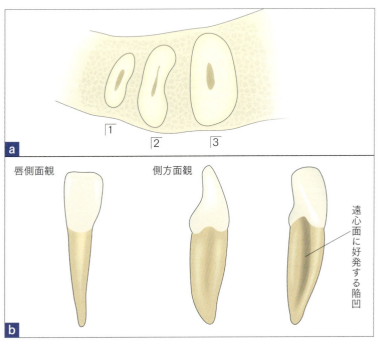

図4 下顎前歯部の歯根形態。
a：下顎前歯部の水平断図。個人差はあるものの、一般的に頬舌側の歯根の湾曲が強くかつ形態がシンプルであるため、ミニファイブを使って親指と人差し指でブレードの先をコントロールしながらアクセスする。
b：一般的な下顎側切歯の歯根形態。側切歯の遠心面は陥凹の好発部位である。陥凹部に歯周ポケットが形成されると、SRPの難易度が高くなる。

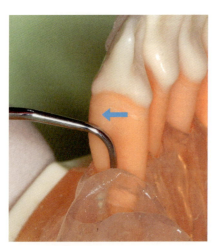

図5 下顎側切歯遠心面に好発しやすい陥凹に対する処置。
ミニファイブやオリジナルの11/12を陥凹部に入れ、水平ストロークで処置する。犬歯近遠心面に深い歯周ポケットがある場合にも有効である。

第3章 効果的なSRPテクニックをマスターしよう

SRPのコツ⑫　グレーシーキュレットの種類と特徴

多くの歯科衛生士が使っているHu-Friedyのグレーシーキュレットには、オリジナル、アフターファイブ、ミニファイブ、マイクロミニファイブという種類があります。これらはブレードの長さやシャンクの長さ、太さが異なります（**図6、7**）。各キュレットについて、筆者の使用した印象を含めご紹介します（**表1**）。

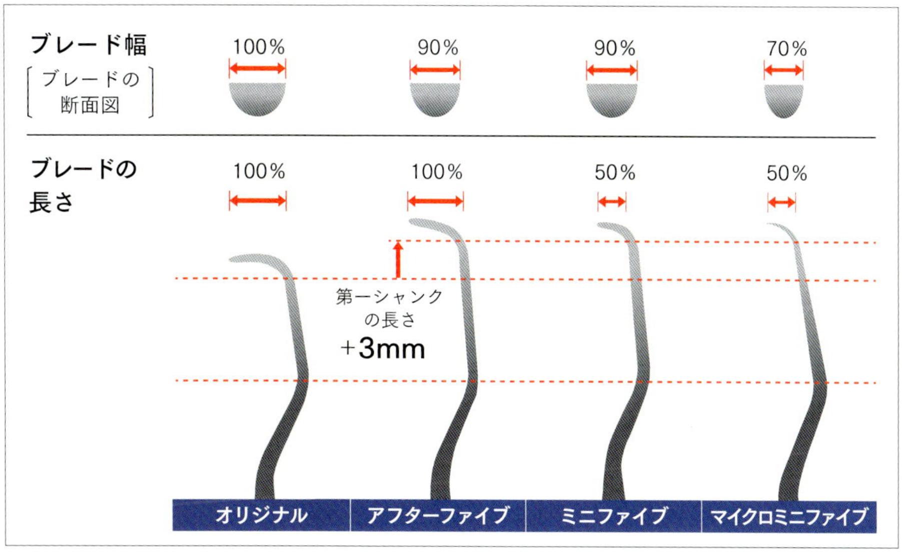

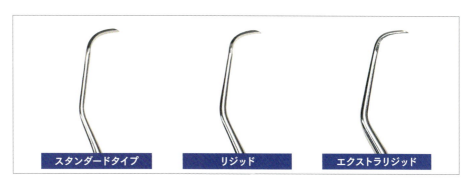

図6 グレーシーキュレット各種の比較（すべて11/12）。
ブレードの長さを比較してみると、オリジナルやアフターファイブを基本とし、ミニファイブとマイクロミニファイブは1/2である。
ブレードの幅は、オリジナルを100％とすると、アフターファイブとミニファイブがその90％、マイクロミニファイブは70％である。

図7 スタンダードタイプとリジットタイプのキュレット。
リジットタイプ（スタンダードより物性の硬いリジットと、より硬いエクストラリジット）の方がスタンダードタイプより太い。

表1 各種グレーシーキュレットの種類と筆者の印象

オリジナル	グレーシーキュレットの標準キュレットである。適度な大きさで全顎的に効率よく歯石が除去でき、活用率がもっとも高い。SRPにおける中心的器具である。
アフターファイブ	シャンクがやや長いのが特徴である。臨床上、臼歯部近心面や前歯部において、これでないと取れないという歯石は少ないが、複屈曲のため、臼歯部遠心面においては深い歯周ポケットへのアクセスに有効である。
ミニファイブ	シャンクがやや長いのと、ブレードの短さ（オリジナルの1/2）が特徴である。歯根の狭い部位や狭い歯周ポケットへのアプローチに有効で、ミニファイブでなくては歯石に到達できない部位も多く、必ずそろえておきたい。ただブレードの特徴ゆえ、オリジナルに比べ圧倒的に早く消耗するように感じる。また個人のくせも出やすいため、慎重にシャープニングを行うようにする。
マイクロミニファイブ	筆者は臨床では使用していないが、一般的にミニファイブと同様の特徴をもつ。ブレードの幅がオリジナルより30％短いため、複雑な歯根形態などに向くと思われるが、そのブレードの狭さがキュレットの寿命を縮めることにもなるため、慎重な管理が必要であろう。

Q

上顎前歯部口蓋側の処置は姿勢が悪くなってしまい、体への負担を感じます。もっといい方法はある？

A

ポジションのとり方を少し変えるか、もしくは7時の位置からの処置も習得すると、やりにくさはかなり改善されます。

　この部位は、12時もしくは11時の位置で、ミラーテクニックを用いて処置すると習ってきたかと思います。しかし実際の臨床では、術者がのぞき込む体勢になっていたり、直視できるようにヘッドレストを大きく下げて処置しているのをよく見かけます（図1）。これでは、術者や患者さんの疲労度が高くなります。これを解決するには、基本ポジショニングにこだわらず、9時や7時の位置からポジショニングしてみたり、レストのとり方にくふうするなどしてみましょう。
　本項では、疲労度の高い体勢を改善して体の負担を減らし、かつ処置しやすいポジションのとり方を解説します。処置する歯面ごとにていねいにポジションをとってみてください。浅い歯周ポケットから深い歯周ポケットまで的確にアクセスできます。

１ 上顎前歯部口蓋側の処置がしやすいポジション

「上顎前歯部にキュレットをうまく当てられない」という方は少ないでしょう。しかし、みなさんの処置時のようすを見ていると、想像以上に体に負担がかかる方法で施術を行っていることが多いように思います。

その一番の原因は、患者さんのチェアの位置が高すぎること、そして、その高さに合わせて術者が無理な体勢をとってしまっていることだと思います（**図1**）。

上顎前歯部は、口腔内でもっとも歯軸の歯冠方向への延長線が上方へ向かっている部位です。術者が見やすいようにとチェアを高くしたり、ヘッドレストを下げすぎたりすることで、前腕回転運動で処置すべきところを、どうしても腕ではなく指の力で歯石を除去するような体勢になってしまいます。また同時に、歯軸の方向に合わせた場合、術者の肩が上がり、体への負担がますます増します。

こうした無理な体勢を改善するには、患者さんの術部の位置を術者のひじより高くしないことです。そしてヘッドレストで術野の確保を調整する前に、患者さんに少し顎を上げてもらいましょう。それだけで、上顎前歯部口蓋側はかなり見やすくなります。

それ以外にも術者の位置はそのままで、患者さんの顔の向きを変えることによって術野の改善を図ることができます。前歯部は歯列弓の湾曲が臼歯部に比べて強く、処置しようとするそれぞれ面の向きが大きく違うこともあります。その際にはこうした対応をとると、同じチェアやヘッドレストの位置でも、術者・患者さんともに体の負担を避けることができます。

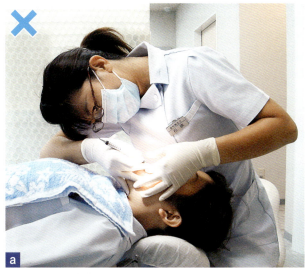 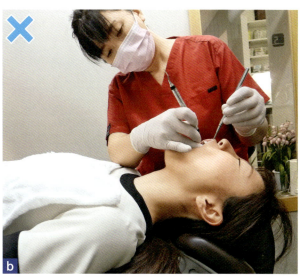

図1 筆者が臨床でよく見かける、やってはいけないポジションの例。
a：術者が大きく患者さんの上にかぶさるようにしてのぞき込んでいる。これでは術者の体の負担が大きい。
b：術者の脇が開いておらず、チェアの位置が高すぎるため、指だけを使ったキュレット操作になっている。また術部を直視しようと、ヘッドレストを下げすぎて患者さんの体に負担がかかっている。

上顎前歯部口蓋側［両側］

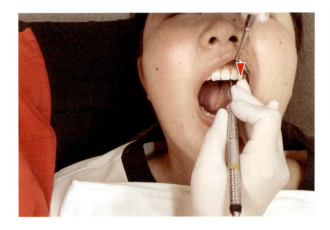

●術者の位置	7〜9時
●患者の顔の向き	正面
●開口度	大きく開口
●レストの位置	隣在歯、フィンガーオンフィンガー
●使用キュレット	オリジナル11/12、ミニファイブ11/12
●ミラーの使用	術野の確保のため使用

上顎左側前歯部口蓋側の処置では、隣在歯レストを用いる。術者が9時の位置だと、レストは術部より遠心にとることとなる。

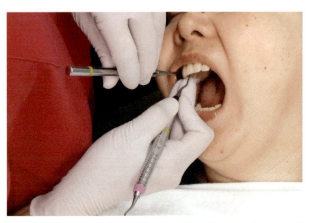
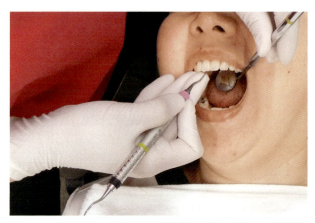

上顎右側前歯部口蓋側の処置では、隣在歯レストとフィンガーオンフィンガーレストを用いる。歯列弓の湾曲が強い上顎前歯部は、それぞれの処置する歯面の向きが大きく異なることがままある。術者は同じ位置のまま、患者さんの顔の向きを変えたり、術者の肩が上がらない程度に顎を上げてもらって対応すると、両者の体の負担はかなり軽減される。

唇側処置時の位置

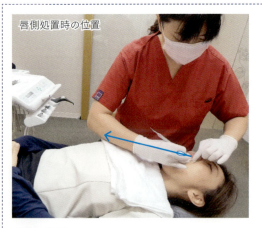
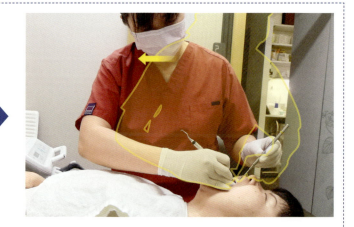

術者の位置

同部の唇側処置時の位置（9時）から少し患者さんの足元の方向へ平行移動し、安定のために両足をしっかり開いてから体の前面を2時の方向に振る。脇は少し開ける程度にし、術部がひじより高くなって手首が曲がってしまわないようチェアの高さを調節すると、キュレットにかかる側方圧のコントロールがしやすく体への負担も減る。少し顎を上げてもらい、処置歯の歯軸の延長線が患者さんの胸の上辺に来る角度とすると、ヘッドレストを下げすぎることもなく、術部を直視することができる。

第3章 効果的なSRPテクニックをマスターしよう

|チェックポイント| 7時の位置からの処置

- ✓ 患者さんのチェアは少し高めにする
- ✓ 患者さんに顎を少し上げてもらう
- ✓ 術者の両足は12〜1時方向を向く
- ✓ 術部を直視して処置する
- ✓ 手首は曲げない
- ✓ レストは指先で³④⁵あたりの咬合面にとり、前腕回転運動で歯石を除去する
- ✓ 術者は脇を広げ、前腕が患者さんの胸のすぐ上に来るようにする

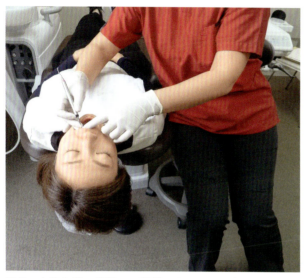

図2 上顎左側の頬側・口蓋側のどちらでも処置のしやすい方法で、筆者もよく用いる。特に深い歯周ポケットや、より難易度の高い歯石除去に適している。コツをつかむことができれば、ブレードが根面に的確にフィットし、側方圧がかけやすくかつ動かしやすい。頻繁に用いるテクニックではないが、代替案（テクニックの引き出し）をたくさんもっておくに越したことはない。

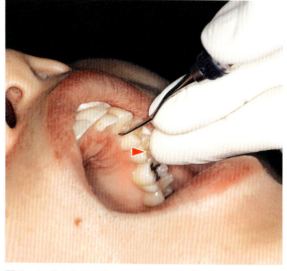

図3 7時の位置からのレストのとり方。
基本的には、術部の左側に隣在歯レストを置き、キュレットを挿入したら前腕回転運動で処置する。

Q 下顎前歯舌側の狭く深い歯周ポケットは、キュレットが滑ってやりづらいです……。

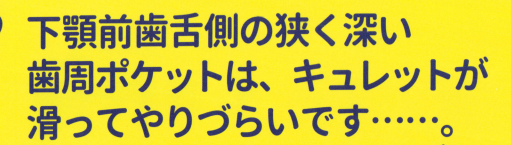

A

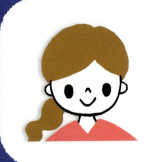

キュレットの第一シャンクを、左手親指（利き手が右手の場合）でサポートするようにして安定させると良いでしょう。また、レストの見直しも改善策となります。

　下顎前歯部は、比較的処置のやりやすい部位と思われがちですが、歯根が小さく細いため、実は歯肉に損傷を与えることなく歯石を引き上げ、除去することは難しい部位なのです。特に舌側に狭く深い歯周ポケットが存在する場合や、歯が舌側傾斜している舌側面は、キュレット操作が難しくなります。

　しかし下顎前歯部は単根ですから、いくつかのポイントを押さえればキュレットの操作性も安定し、歯肉の損傷も徐々に減ってくると思います。

第3章 効果的なSRPテクニックをマスターしよう

① キュレットの動きを安定させるポイント

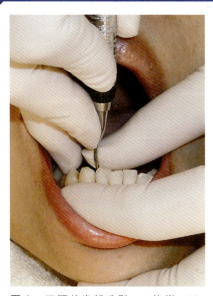

図1 下顎前歯部舌側への施術では、左手の中指・薬指・小指で下顎を支えながら人差し指で口唇を排除し、かつ親指でキュレットのシャンクを歯面に軽くフィットさせるようにすると、キュレットの動きが安定する。

　下顎前歯部への処置は、歯列弓の大きさや歯の傾斜によって行いやすさが大きく違ってきます。最近は、歯が小さく歯列弓の幅の狭い患者さんが多いように感じます。そのため、以前より下顎前歯部への処置の難度は高くなっているのではないでしょうか。なかでも、舌側へのSRPはキュレット操作が安定しづらく、滑ってしまうことが多く起こります。また歯根が他の歯より小さく、水平断の形態が細長い楕円形となっているため（58ページ参照）、舌側の歯根幅を考えるとキュレットが安定しにくいというのはよくわかります。

　キュレット操作が安定しなければ歯肉に損傷が出るため、対策をしなければなりません。そこで力を発揮するのが、左手（利き手が右手である場合）によるサポートです。シャンクを左手親指で軽く歯面へフィットさせるようにしてサポートするだけで、側方圧をかけなくともキュレットの安定感は大きく向上します（**図1**）。筆者は、下顎前歯舌側の歯周ポケットが深いケースで、このテクニックを頻繁に使用しています。

症例で見てみよう！

　重度に骨欠損が進み動揺度の大きい下顎前歯部の歯に対して、「SRPを行って効果があるのか？」「どこまで加療していいのか？」と悩む方も多いと思います。

　単根歯ということで歯根形態がシンプルですから、根面に凹凸がない場合は、感染を比較的取り除きやすくなります。また下顎前歯部は患者さんでもブラッシングしやすいため、重度まで進行した骨欠損や歯肉の炎症があっても、セルフケアとSRPによる感染のコントロールが適切に行われれば、改善をもたらすことは難しくありません（**図2**）。動揺度の大きな歯に対するSRPでは、左手で顎を支えて固定し、さらに親指で動揺歯を歯冠側から根尖方向に押しながら処置すると良いでしょう。

　なお、根面の陥凹が強い場合は感染が残りやすく、歯周基本治療終了時にも歯周ポケットが部分的に残る可能性が大きくなります。

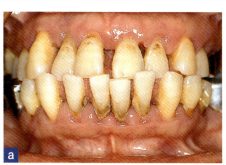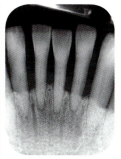
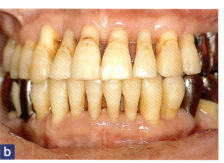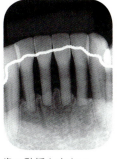

図2 a：重度に骨欠損が進んだ下顎前歯部。歯の動揺も大きい。
b：歯周基本治療後、矯正歯科治療を行い保定中の状態。プラークコントロールの向上とSRPで状態が改善している。

② レストを見直してキュレットを安定させる

　下顎前歯部のSRPでは、処置歯の隣の歯にレストを置く隣在歯レストをとります（**図3**）。しかし、処置歯の幅が術者の指の幅より小さい場合も少なくありません。そうした場合に隣在歯レストで処置すると、レストの薬指の上に中指が重なってフィンガーモーションになりやすいだけでなく、施術には窮屈になってしまいます。

　こうした問題は、隣在歯レストの定義を「隣の歯に指を置く」のではなく、「自分の指が上下に重ならない程度の距離にある横の歯に指を置く」とすれば解消されます。たとえば筆者の場合、1.5歯～2歯ぶん横あたりがレストとして適切な位置となることが多いです（本書では以下、この1.5歯～2歯ぶん横にある歯にレストを置くことを「隣在歯レスト」と表記します）。

　またこの部位は、キュレットを作業角度にしたときにレスト指（薬指）をすぐそばの上顎前歯部切縁に置く上顎レストも楽で非常に重宝します（**図4**）。特に歯が舌側傾斜しているときや、開口度の小さいときなどに有用です。

　もうひとつ大切なのが、レスト指の使い方です。キュレットを安定させるには滑りやすい歯面を避け、必ず歯冠切縁（前歯部）や咬頭（臼歯部）にレストを置きます。隣在歯レストでは歯につける指の部分も重要で、指の腹ではなく先でとらえると安定し、自然とキュレットが歯軸と平行になります（**図5**）。上顎レストでは、指の腹でレストをとっても問題ありません。このように、レストによって支点とする指の部分も変えていきます。

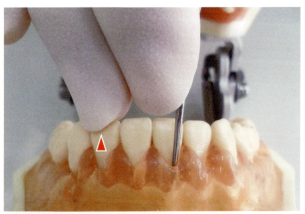

図3 下顎前歯部における隣在歯レスト。本来は隣在歯に置くものだが、臨床では1.5～2歯ぶん隣の位置に置くと安定しやすい。

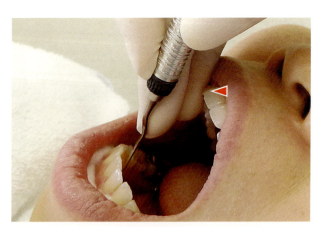

図4 上顎レスト。開口度が小さいときや舌側傾斜の強いとき、隣在歯レストが取りにくいときに有用である。

図5 レストにつける指の部分。
隣在歯レストの場合は指先（●）を歯冠切縁につけるようにレストを置く。指の腹（●）だと必然的にフィンガーモーションになりやすく、第一シャンクが傾くため正しい作業角度がとれにくくなる。上顎レストの場合は指の腹（●）を歯冠切縁につける。

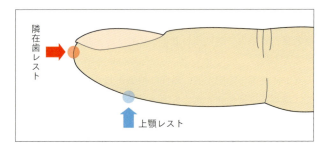

第3章 効果的なSRPテクニックをマスターしよう

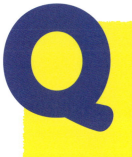

下顎前歯唇側など、薄い歯肉にすぐ傷をつけてしまいます。どんな点に注意したらいい？

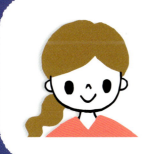

器具の選択とキュレットの挿入の仕方、レストのとり方、キュレットの動かし方に注意して行ってください。あとは恐怖心をコントロールすれば、大丈夫です。

　下顎前歯部の歯肉が薄い患者さんに遭遇することは、そう珍しくないと思います。見ただけで、SRPをしたら歯肉が切れてしまいそうと想像してしまい、患者さんが痛みを訴えないか、組織を必要以上に傷つけないかなど、恐怖心が湧くのはみな同じです。

　しかしSRPでは、感染を取り除くことをまず優先しましょう。「歯肉を傷つけそうで怖い……」「患者さんが痛みを訴えたらどうしよう……」と思いつつ、こわごわ処置をすることがSRPの完成度を落とすならば、麻酔を行って何より自分自身の恐怖心を取り除きましょう（麻酔については54ページ「SRPのコツ⑪ SRP時の麻酔処置を考える基準」参照）。

　本項では、その注意点を解説していきます。

1 器具の選択

下顎前歯部は術者から直視しやすく、歯も単根で処置しやすい部位と思いがちですが、意外に繊細なテクニックと感覚が必要です（前項参照）。

そのため、キュレットはミニファイブを選びます。ただし、歯肉の厚さや歯周病の進行レベル、歯石の硬さや量などを勘案しながら、ブレードの幅を選択するようにします（図1）。

歯周病の進行レベルにもよりますが、歯肉が薄い場合はやや細めのものを選択すると良いでしょう。ミニファイブはシャープニングの仕方によって、ブレードの幅とともに先端からかかとまでの長さも短くなっていきます。すると歯石を引っかけづらくなり、SRPの効率が大変悪くなるうえに、無理な力がかかることによって患者さんが痛みを感じやすくなります。キュレットを長く使うために、ミニファイブのシャープニングはより注意を払って行いましょう（第2章33ページ～参照）。

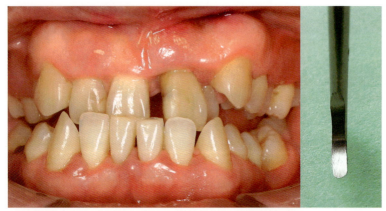

歯石が多いタイプ、歯肉にゆるみがあるタイプ、歯肉が厚いタイプでは、まだシャープニングで細くなっていないミニファイブを選択する。

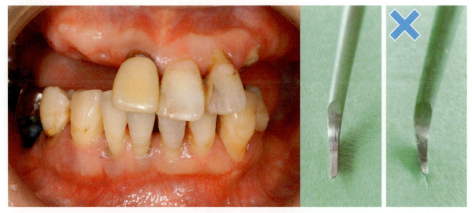

歯石が少ないタイプ、歯肉が薄いタイプでは、シャープニングで少し細くなったキュレットを選択する。ただし歯石の量に応じて細すぎないようにする。原形から外れて変形したミニファイブは、処置を必要以上に困難にし、歯肉の損傷も出やすいため、使用しない（写真右）。

図1 ミニファイブの選択。

② キュレット挿入の仕方

　下顎前歯部唇側の歯肉が薄い場合は、キュレットの挿入の仕方と動かし方によって簡単に歯肉が裂けたり傷ついたりします。同部は特に歯根が細く湾曲が強いため、唇舌側どちらも0°挿入が難しく、テクニックが必要になります。この場合、近遠心面へ向けてゆっくり0°挿入していけば、比較的スムーズに挿入できます（**図2**）。

　基本的に0°挿入は、どこから挿入するかよりも挿入時にカッティングエッジとキュレットの先端を根面から離さないことのほうが重要ですから、処置部位の特徴に合わせて挿入しやすいところから行いましょう。

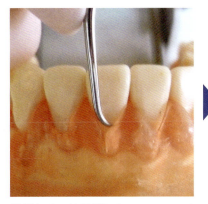 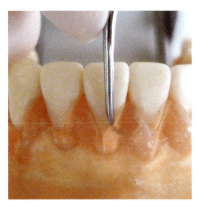 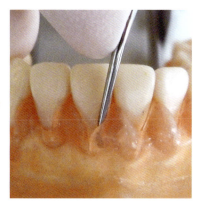

頬側あるいは舌側において、フェイスを歯面側へ軽く倒して寄せ、ブレードの先端が歯肉に触れるように位置させる。

そのまま、キュレットを人差し指と親指で近心面あるいは遠心面の隅角に沿わせながら挿入する。

歯周ポケットを探り、ブレードをポケット底に到達させる。この一連の動作の間、手に力を入れないよう注意する。

図2　0°挿入。

③ レストのとり方

　キュレットを処置歯の歯肉縁下に挿入し、歯石の下にブレードを位置させたら、レストを決定します。薄い歯肉部分には安定感の高いレストが必要ですので、やはり隣在歯レスト（処置歯から1.5歯〜2歯ぶん横の位置）が良いでしょう。

　レスト指は歯冠の切縁に置き、キュレットの動きを安定させるためにレスト指にしっかり力をかけるようにしてください。レストにつける指の部分にも気をつけましょう（66ページ図5参照）。

　なお、上顎レストに力を入れる必要はありません。キュレットが滑らないように第一シャンクを左手でサポート（利き手が右手の場合）するなどし、安定したレストを心がけましょう。

4 キュレットの動かし方

　下顎前歯部唇舌側は歯根が小さく湾曲が強いため、ストロークの始点と終点できちんと止めるように動かしましょう。ブレードのかかとや第一シャンクで歯肉を傷つけたりすることも比較的多く起こります。ブレードばかりが気になるものですが、こうした部分にも気をつける必要があります。

　かかとが歯肉を傷つける例には、オリジナル使用時が挙げられます。特に同部の深い歯周ポケットへキュレットを挿入するときは、歯肉の形態と歯周ポケットの形態を考慮しながらブレードの先端で歯石をとらえます。また、引き上げるときのかかとの位置と動きも意識すると良いでしょう。

　第一シャンクが歯肉を傷つける例としては、深い歯周ポケットでカッティングエッジを歯石に噛ませて引き上げる際、第一シャンクで歯周ポケットを大きく広げたまま引き上げてしまった場合が挙げられます（**図3**）。処置の際、大きくストロークせず、小さいストロークで行うようにすると、問題を避けやすくなります。

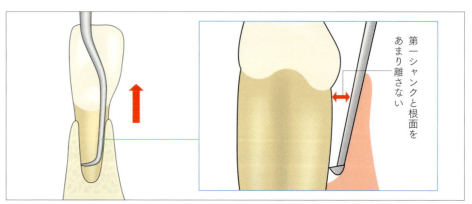

図3　細く深い歯周ポケットに垂直ストロークでアクセスする場合、第一シャンクと根面を離さないように行うと、歯肉への損傷を避けることができる。

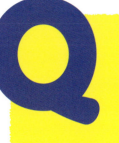

大臼歯遠心面は側方圧を
かけにくいし、カッティング
エッジが根面にフィットせず
処置しづらい！

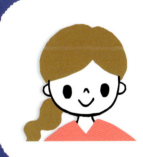

キュレットの持ち方を再確認しましょう！ポイントは中指の位置と側方圧のかけ方です。エックス線写真を確認し、歯根形態をイメージしながらキュレット操作をしましょう。

　狭い口腔内において、大臼歯遠心面は本当にカッティングエッジを当てづらく、たとえブレードを正しく位置づけることができても、レストが安定せず処置が行いにくいことも多いと思います。
　もしも患者さんのお口の横にファスナーがついていて必要なだけ開けられるとしたら、大臼歯の遠心面でも処置が行いやすいことだろうと思いますが、そんなことを考えていてもテクニックは上達しませんよね。
　そこで本項では、大臼歯遠心面を制覇するポイントとポジショニングを含めたSRPの実際をまとめてみました。

1 歯根形態を把握しよう

大臼歯の歯冠は大きいですが、歯根まで大きいわけではありません。歯冠の下に小さい単根が複数あると考えるようにします。また、歯根の形態は上顎と下顎で違いますし、第一大臼歯と第二大臼歯でも違います（**図1、2**）。各歯根がどのような形態か術前に十分把握し、イメージできるようにしておきましょう。

図1 上顎大臼歯の形態。ルートトランクの長さや離開度の違いなど、基本的な歯根形態をあらかじめ頭に入れておくことが大切である。第一大臼歯の遠心面は、中央付近に分岐が出やすい。また第二大臼歯の歯根は癒合している場合があり、エナメル滴も発生しやすい。

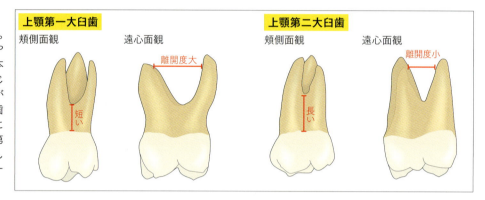

図2 下顎大臼歯の形態。第二大臼歯は第一大臼歯より歯根が短く、歯根が癒合する傾向やエナメル突起の発現率が高い。第一大臼歯の遠心根は基本的に1根だが、20％の割合で2根である[4]。遠心面にも根分岐部の出現があることを頭に入れておくと良い。

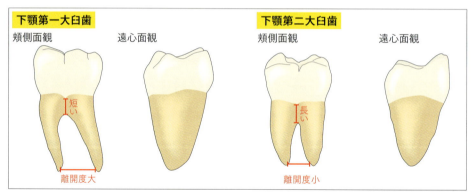

2 資料から処置歯の状態を読み取ろう

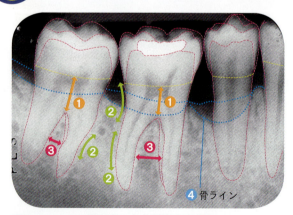

図3 エックス線写真の主な観察項目（❶ルートトランク ❷歯根形態 ❸離開度 ❹骨欠損状態）。他に歯根の近接状態や歯軸の方向なども、資料をもとにイメージしていく。

一般的な歯根形態の情報を頭に入れたうえで、処置歯の「歯軸方向」「歯冠から歯根にかけての湾曲の状態」「歯根形態」「ルートトランクの長さ」「離開度」「骨欠損状態」「付着の喪失レベル」などの情報をデンタルエックス線写真（**図3**）とプロービングから収集し、歯肉縁下の状態を大まかに頭の中でイメージし立体化していきます。

また、もっとも処置歯の状態をつかむことができるのはSRPの術中でしょう。キュレットを通して感じる情報は、歯の形態や骨欠損、付着の喪失、根分岐部の状態などをより正確に示してくれます。

③ 大臼歯遠心面 SRP 時の中指の位置、側方圧のかけ方

　まず、自分のキュレットの持ち方を確認してみましょう。執筆状変法（第1章19ページ参照）になっていますか？　大臼歯遠心面の処置の難しさを克服するには、執筆状変法ができていることが何よりも重要です。そのうえで、キュレットに当てている中指末節の側面（爪の横あたり）を大臼歯遠心面付近に位置させ、側方圧をかけます（**図4a**、74ページ図8も参照のこと）。ここでは主に口腔外レストを用います。

　患者さんの口が大きく開くことができたり、粘膜の伸びが良い場合は、できる限り中指を口腔内に入れて施術することをお勧めします。中指を術部に寄せることで、より適切な側方圧をカッティングエッジにかけることができます。

　口の開け方をくふうしても、口角部の可動に制限があるなど中指を口腔内に入れられないケースでは、特に口蓋側や舌側でレストが術部から遠くなり、側方圧をかけにくくなることがあります。そうした場合は、左手（利き手が右手の場合）の親指もしくは人差し指を口蓋側や舌側に入れ、第一シャンクから第二シャンクにかかる部分を軽く圧力をかけて、カッティングエッジが根面に合うようサポートすることが可能です（**図5、6**）。また硬い歯石があるときや、歯根形態が複雑でキュレットが安定しにくいときも同様のサポートを行います。

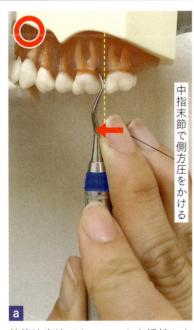
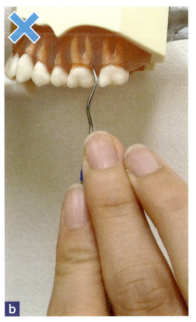

図4　大臼歯遠心面 SRP 時の側方圧のかけ方。

a 執筆法変法でキュレットを把持したうえで、中指末節の側面（爪の横あたり）を大臼歯遠心面付近に位置づけて、側方圧をかける。

b 誤った持ち方。中指末節の側面が大臼歯遠心面付近に位置しておらず、適切な側方圧がかけられない。そのため指だけの力で歯石を引くことになる。

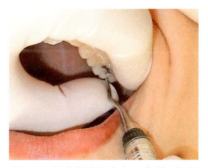

図5　上顎左側大臼歯部口蓋側の処置時に、開口度が小さく中指が口腔外に出たりキュレットが安定しない場合は、左手の親指でキュレットに軽く圧力をかけるようにしてサポートする。

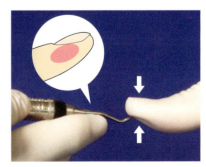

図6　中指で側方圧をかけている感覚を確認する方法。指を術部にみたててキュレットを押し付けてみると、中指のかける側方圧が理解しやすい。

| チェックポイント | SRPを行う前に、適切なキュレットの作業角度になっているかをチェック |

- キュレットは適切な角度にシャープニングされているか
- キュレットの第一シャンクが歯根と平行になっているか
- 大臼歯遠心面後方から、中指で適切な側方圧をかけられるポジションか

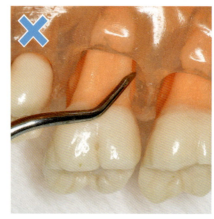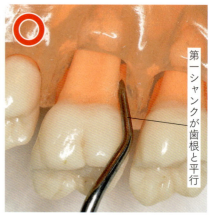

図7　大臼歯遠心面では、器具の到達性の難しさから、正しい作業角度でないままSRPをしてしまいがちである。カッティングエッジが70°に正しくシャープニングされているか、またエックス線写真で歯根の形態や角度・方向を確認することで、適切にカッティングエッジを当てることができる。第一シャンクが歯根と平行になっているか作業ごとに確認をとりながら処置することで、歯石除去がより楽になる。

| チェックポイント | 適切に側方圧のコントロールができているかをチェック |

- 大臼歯遠心面への処置では、中指で側方圧をかける
- 親指の力を入れすぎない
- 執筆上変法で正しく把持する

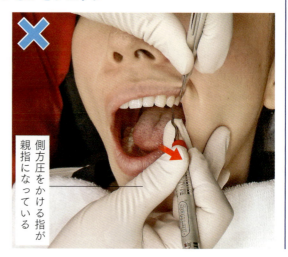

図8　キュレットを把持している3本の指のどれかが側方圧をかける主役、残りが脇役となる。大臼歯遠心面に側方圧をかける場合は中指が主役となる。右の写真は、大臼歯遠心面の処置における不適切な例である。キュレットの把持のしかたは悪くないものの、中指が主役になるべきこの部位において、術者のくせにより親指による側方圧の方が強くなってしまっている。この場合も当然、カッティングエッジが根面へ十分にフィットせず、側方圧のかかりかたも不十分となる。

4　大臼歯遠心面SRPの実際

　大臼歯遠心面の処置で守るべき重要ポイントは、「基本のポジショニングを正しく取る」「中指の位置」「キュレットのハンドルを親指と人差し指の間に置く」「手首を曲げない」「指の力で引かない」ことです。なお、隣接歯のある大臼歯と遠心に隣接歯のない最後臼歯では、アプローチのしかたにいくつかの違いがあります。本項では、隣接歯のある第一大臼歯を中心に解説します。

上顎右側第一大臼歯遠心面

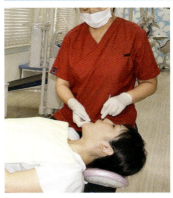
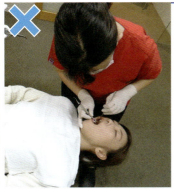

> **チェックポイント**
> ✓ チェアは低めにする（術者のひじより術部は下に位置する）
> ✓ 術者は左脇が患者さんの頭頂より左にならない位置に座る

術部と術者の位置が近すぎる悪い例（右写真）では、手首が曲がってしまって窮屈かつ動かしにくい。またこのポジションではキュレットを指で動かすことになり、無駄な力が入ってしまう。

頬側

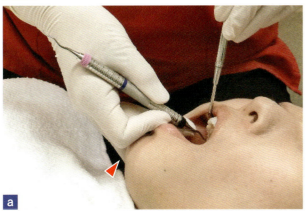
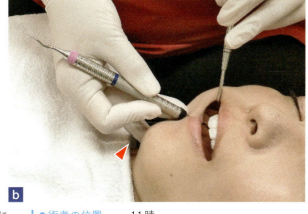

a：基本的に口腔外レストで行う。可能であれば中指を口腔内に入れて側方圧をかける方法で行うと、キュレット操作が安定しやすい。
b：中指が口腔内に入らない場合は、レスト指含め指をすべて口腔外に出して施術する。執筆法変法を崩さないよう注意。

●術者の位置	11時
●患者の顔の向き	正面
●開口度	やや閉じぎみ
●レストの位置	口腔外（下顎右側かオトガイの下に薬指あるいは小指の背をつける）

口蓋側

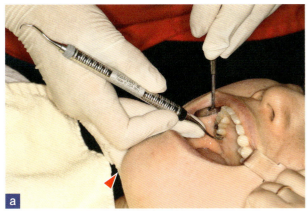
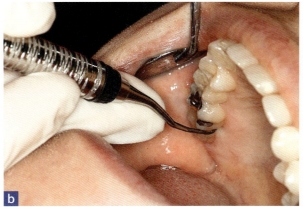

a：できるだけ大きく口を開いてもらい、中指は術部のそばまで寄せて側方圧をかける。やりづらい場合は、患者さんに顔を少し右に向けてもらうか、少し顎を上げてもらう。
b：処置歯遠心面後方に中指末節の側面を回し、中指と腕を使って側方圧をかける。

●術者の位置	9〜10時
●患者の顔の向き	やや右側、少し顎を上げる
●開口度	大きく開口
●レストの位置	口腔外（オトガイの下）

上顎左側第一大臼歯遠心面

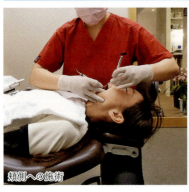
頬側への施術

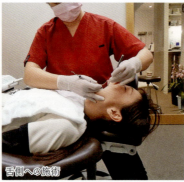
舌側への施術

チェックポイント
- ✓ チェアは少し高めにする
- ✓ 舌側の施術では、頬側の施術より少し患者さんの足元の方向へ平行に移動すると、術部が見えやすくなる。直視での操作性を上げよう
- ✓ このポジションで同歯近心面の施術も可能である

頬側

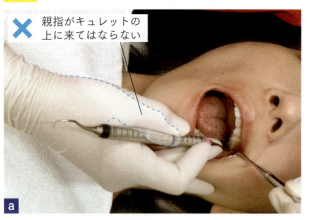
✕ 親指がキュレットの上に来てはならない

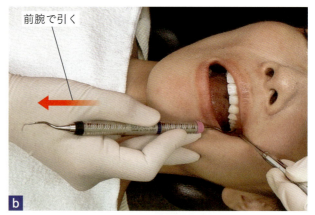
前腕で引く

a：可能であれば、中指を口腔内に入れて側方圧をかける。このとき、親指の位置がキュレットの上に来ないようにする（執筆法変法の力のバランスが崩れてしまうため）。
b：口腔内に中指が入れられない場合では、どの指も術部から遠くなってしまう。執筆上変法が崩れないようにコントロールする。

●術者の位置	9時
●患者の顔の向き	正面
●開口度	やや閉じぎみ
●レストの位置	口腔外（左頬）

口蓋側

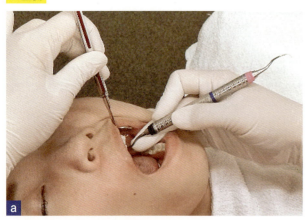

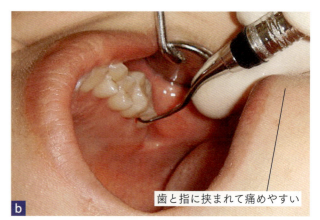
歯と指に挟まれて痛めやすい

可能であれば中指を口腔内に入れ、術部に近づけて側方圧をかける。シャンクは、中指の爪の横に位置させるのがポイント。
なお、口唇が伸びにくい患者さんは、キュレットを把持している指と下顎の歯とで下唇を挟んでしまうことがあるので気をつける（b）。

●術者の位置	9時
●患者の顔の向き	正面
●開口度	大きく開口
●レストの位置	口腔外（左頬）

第3章 効果的なSRPテクニックをマスターしよう

下顎右側第一大臼歯遠心面

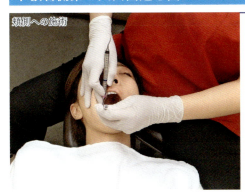
頬側への施術

> **チェックポイント**
> - チェアは低めにする
> - 12時の位置で、処置歯の歯軸の延長線が術者のアンダーバスト付近に来るようポジショニングしてから、1～2時に移動する
> - 術者の肩が上がらない高さにヘッドレストを調整する
> - このポジションで同歯近心面の施術も可能である

頬側

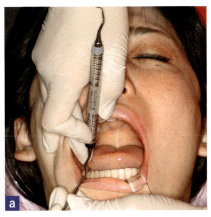
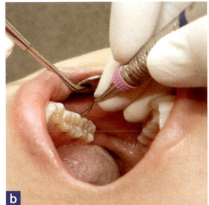
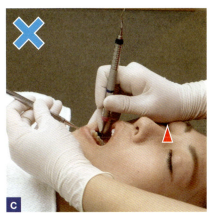

a：口腔外レスト。頬側を施術する際は口唇を緩めるため開口度は小さくてもよい。
b：対合歯レスト。レスト指と中指はそろえて密着させる。術者の手の大きさによって患者さんの開口度を変え、調整する。
c：術者の手のひらが患者さんの頬や目のあたりにもたれかかると、手首が曲がり、指に終始無駄な力が入りがちになる。

●術者の位置	1～2時
●患者の顔の向き	正面またはやや右向き
●開口度	やや閉じぎみ
●レストの位置	口腔外（右頬） 対合歯（上顎咬合面）

舌側

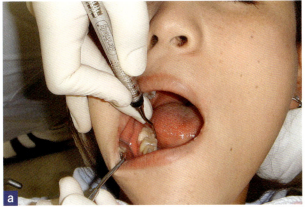
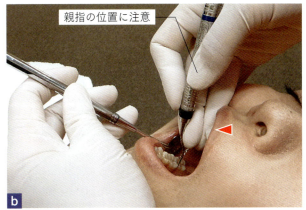
親指の位置に注意

a：口腔外レスト。オリジナルを用いた斜めのストロークが行いやすい。
b：対合歯レスト。頬側と同じやり方で良い。親指の位置を中指に近づけすぎると、手首が曲がってしまうため注意。

●術者の位置	1～2時
●患者の顔の向き	正面またはやや右向き
●開口度	大きく開口
●レストの位置	口腔外（右頬） 対合歯（上顎咬合面）

下顎左側第一大臼歯遠心面

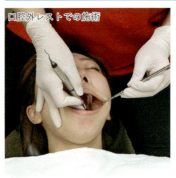
口腔外レストでの施術

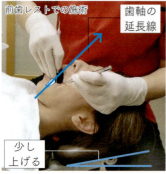
前歯レストでの施術／歯軸の延長線／少し上げる

チェックポイント
- ✓ 口腔外レスト、対合歯レスト（上顎咬合面）ではチェアを低めにする
- ✓ 前歯レスト（開口度があり、口唇が伸び排除しやすい患者さんに適応）ではヘッドレストを少し上げ、少し顎を引く
- ✓ 術者は手首を曲げず（ひじから手首まではまっすぐ）、肩が上がらないように注意

頰側

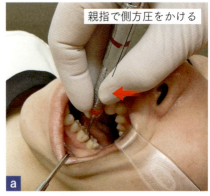
親指で側方圧をかける
a

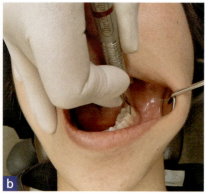
b

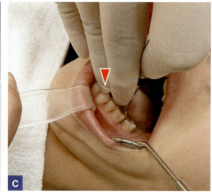
c

大臼歯遠心面のこの部位のみ、親指で側方圧をかける。
a：対合歯レスト。親指で歯根形態に沿わせるようにキュレットを回転させ、さらに側方圧をかける。
b：口腔外レスト。他の部位と同じく、レスト指は軽く置く。中指と人差し指を離すことのできない術者にとってはやりづらいかもしれない。
c：前歯レスト。レスト指と中指をそろえて密着させる。中指ですくい上げるようなイメージでストロークを行うとやりやすい。

- ●術者の位置　12〜1時（前歯レストは10時）
- ●患者の顔の向き　正面またはやや右向き
- ●開口度　やや閉じぎみ（前歯レストでは大きく開口）
- ●レストの位置　口腔外（右頰）、対合歯（上顎咬合面）、前歯

舌側

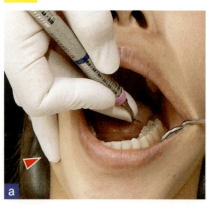
a

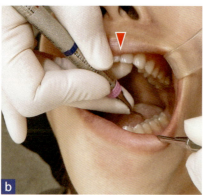
b

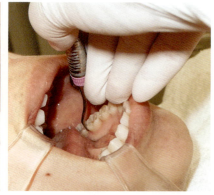

a：口腔外レスト。中指を術部に寄せるときは、中指末節の側面（爪の横あたり）を大臼歯遠心面付近に位置づける。
b：上顎レスト。中指を口腔内に入れ、キュレットの刃を術部に挿入してから作業角度にし、上顎の楽な位置に薬指を置く（歯でも口蓋でも良い）。
c：前歯レスト。頰側のときと同じように行う。手首を曲げず、親指ですくいあげるようなストロークをするとよい。

- ●術者の位置　12〜10時
- ●患者の顔の向き　正面またはやや左向き
- ●開口度　大きく開口
- ●レストの位置　口腔外（右頰）、対合歯（上顎咬合面）、上顎、前歯

症例で見てみよう！

歯周病が進行した臼歯部に対してSRPを行うのは、本当に難しいことです。その複雑な歯根形態から感染を取り除くことには限界もありますが、SRPのみで良い結果が得られることも多く、まさに治癒には歯科衛生士のSRPテクニックが重要であるといえます。

本症例の患者さんは、歯科衛生士のSRPテクニックで大きく歯周病が改善したことから、歯科医院と歯科衛生士に絶大な信頼をおいてくださるようになり、歯周治療の重要性やメインテナンスの必要性にも理解を示してくださっています。

このように、歯科衛生士のSRPテクニックはときに人を動かす原動力になるのです。

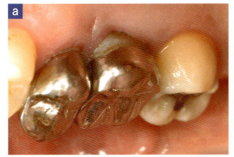
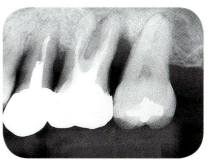
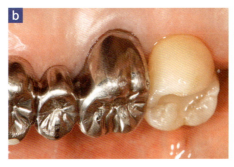
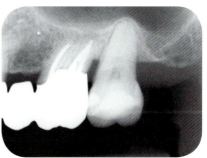

図9
a：初診時。|6 には近遠心面に6〜9mmの歯周ポケットがあり、BoP（＋）、歯肉の炎症は強く、骨欠損も進んでいる。
b：歯周基本治療から8年後。歯肉の炎症もなくなり、BoP（－）、SRP後の歯周ポケットは3mm以下となった。エックス線写真では歯槽骨が大きく改善したことがわかる。

SRPのコツ⑬　ミラーレストのとり方

こんなときに便利！
▶ ミラーの安定
▶ 左手の疲労度の軽減

ミラーレストは、ミラー使用時に指や手首でその位置を固定することです。長く頬を排除している場合や頬の筋力が強い場合、緊張で頬に力が入っている場合などは、顎や頬などにミラーレストをとることで手が安定し、疲労度も大きく軽減します。不思議なことに患者さんも安定感を覚え、嫌な感じはしないようです。

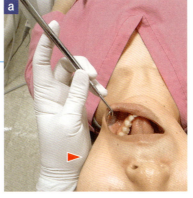
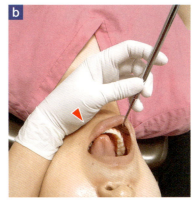

図10　a：下顎左側頬粘膜を排除し、ミラーレスト（▲）をとっているところ。ミラーをフリーハンドで持つより安定し、硬組織に当たりにくい。
b：下顎右側頬粘膜を排除し、ミラーレスト（▲）をとっているところ。このように手首でレストをとるだけで、左腕の疲労度が軽減される。

Q 上顎小臼歯の歯根のくぼみを処置する際、キュレット操作はどうしたらいい？

A

そのくぼみの形態や程度にもよりますが、垂直ストロークと水平ストロークの組み合わせと、キュレットの使い分けが必要です。

　SRPを始めたばかりの方が、「処置が難しいのは？」と問われてすぐ思いつくのは、根分岐部病変ぐらいでしょう。本項のように歯根の陥凹（くぼみ）の処置に悩むということは、SRPの経験を積み、陥凹の存在をきちんと把握できている証拠でもあるのですから、すばらしいことです。

　歯根の陥凹部に歯石がつくと、資料をとっても歯根形態のせいで隠れてしまい、その存在に気づきにくくなります。本項では、歯根における陥凹の好発部位やSRPを行う際のポイントなどを解説していきます。

第3章 効果的なSRPテクニックをマスターしよう

① 歯根における陥凹の好発部位

歯根における陥凹の好発部位として覚えておきたいのは、上顎第一小臼歯近心面と下顎側切歯遠心面です（**図1**）。臨床でも、これらの部位において垂直性骨欠損が進行していたりSRP後に歯周ポケットが残った場合、その原因として歯根形態が考えられることが多いです。

ただし、陥凹は大臼歯などその他の部位でもよく発現しますので、慎重にエックス線写真の読影やプロービングを行いましょう。

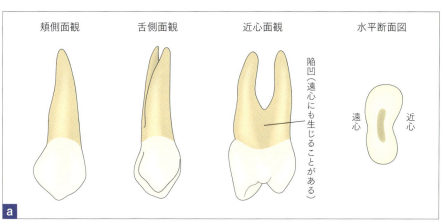
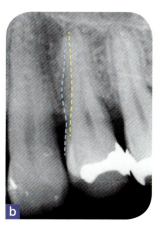

図1 a：上顎第一小臼歯の形態。
上顎第一小臼歯は通常2根だが、さまざまな形態を呈するため、ルートトランクや歯根の離開度、癒着度などを把握することが重要である。また歯根に陥凹が起きやすいため、近心面だけでなく遠心面も注意して確認する。

b：上顎第一小臼歯のデンタルエックス線写真。骨欠損だけでなく歯根の形態を意識して読影する。歯根に2本のラインが見られたら、陥凹もしくは歯根の分岐がある可能性を考えよう。

② 陥凹の程度と治療のしやすさ

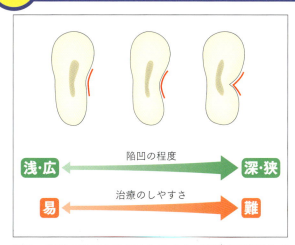

図2 陥凹の程度と治療のしやすさの関係（赤線部分が陥凹部）。陥凹が強いほどSRPの限界が生じる。

経験を積んでも、歯根に陥凹があるとSRP後の治癒がどうなるか心配になるものです。治癒は、陥凹の程度（深さ、狭さ）に影響を受けます。陥凹が緩やかであれば、歯石やプラークなどの起炎物質を取り除きやすく、SRPの完成度も高くなるため治癒しやすいといえます。

しかし陥凹が強い場合は、いくら術者にテクニックがあってもキュレットを術部に沿わせることができないため、歯周ポケットが残ったり、炎症の再発率も高くなります。

したがって、歯根に陥凹が確認された場合は、デンタルエックス線写真やプロービングで十分にその状態を分析します。

③ 陥凹部の処置に適したキュレット選択とストローク

　診査で術部の状態を十分に把握したうえで、SRPを行います（**図3**）。陥凹部へのアプローチには、キュレットとストロークの選択が重要となります。

　小臼歯近心面処置時のキュレットはオリジナル11/12を基本とし、垂直ストロークで処置します。陥凹が緩やかな場合はオリジナル11/12で十分アクセス可能ですが、陥凹の程度によってはミニファイブ11/12を用いるとカッティングエッジが根面にフィットしやすくなります。どちらのキュレットもカッティングエッジが根面から離れないよう、歯根の丸みに合わせてコントロールします（**図4、5**）。歯周ポケットの幅がある場合は、オリジナル11/12を用いて水平ストロークを行うことも

垂直ストロークでのSRP

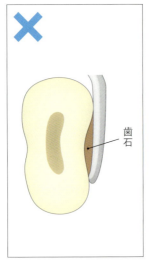

図3 陥凹を歯石が埋めているが、歯石を探知できず陥凹のない歯根形態と間違えてしまい、歯石を除去できないケースがよくみられる。診査で術部の状態を十分に把握したうえでSRPを行おう。

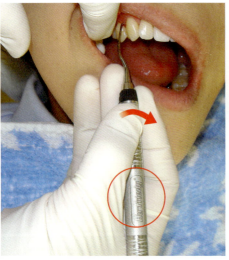

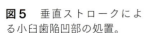

図4 陥凹部への処置におけるキュレットの動き（垂直ストローク時）。
陥凹部にキュレットを挿入した後は、カッティングエッジが根面から離れないように親指と人差し指で調整しながら、その湾曲に合わせてストロークを行う（赤丸内に注目。陥凹の形状にカッティングエッジを沿わせて動かしているため、Hu-Friedyのロゴの位置が回転するように動いているのがわかる）。

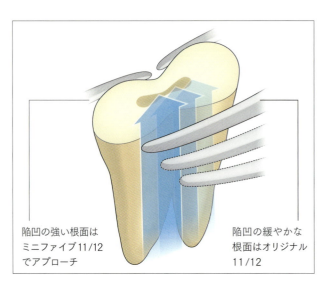

図5 垂直ストロークによる小臼歯陥凹部の処置。
頬側・舌側いずれからのアプローチにおいても、ブレードの先端を根面にフィットさせ、外側から垂直ストロークしていく。ブレードがフィットした部分を重ねながら少しずつストロークすることで、適切な処置が可能である。陥凹が緩やかな場合は、形態を意識しながらこのように処置を行えば、オリジナル11/12による垂直ストロークのみで歯石の除去が可能である。

陥凹の強い根面はミニファイブ11/12でアプローチ

陥凹の緩やかな根面はオリジナル11/12

効果的です（**図6〜8**）。

　どのストロークでも、陥凹の形状を意識しながら少しずつキュレットを動かし、根面を移動していくようにします。また、陥凹には頬側と舌側の両方からアプローチしていきますが、その際に頬側と舌側とではそれぞれ根面の湾曲の程度や形状が違うことを意識しながら進めます。

　さらにこのとき、歯面は十分に乾燥させてレスト指が滑らないよう注意を払いましょう。特に水平ストロークでは、作業のやりやすさからレストを咬合面や切端ではなく歯面に置くことになるのですが、細かい動きをしようとしたときにレストに力がかかり、滑ることがあります。

水平ストロークでのSRP

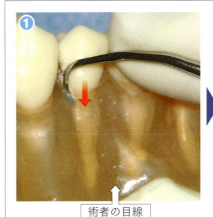

①
[術者の目線]
ブレードの先端を根尖方向に向けたまま、フェイスを歯面に付けながら歯周ポケット内に挿入する（0°挿入）。

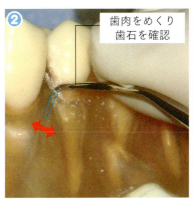

②
歯肉をめくり歯石を確認
ブレードを歯面からやや起こして歯周ポケット内の歯石の位置を確認し、キュレットの動かしかたなどを決める（このとき力は抜いておく）。

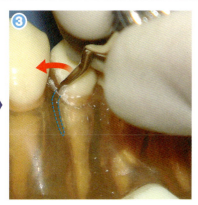

③
歯石の確認とキュレットを動かす方向の決定が終わったら、キュレットを歯面に対して70°に起こす。

図6　4｜陥凹部への処置におけるキュレットの挿入方法（水平ストローク時）。

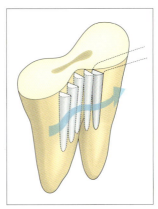

図7　水平ストロークによる小臼歯陥凹部の処置。ブレードで根面の湾曲を感じながら動かす。

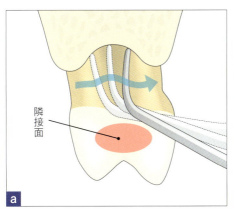

隣接面　　　　振り子運動の支点（かかと）

図8　隣接面直下の歯槽骨形態に応じたキュレットの動かし方。
a：骨レベルが下がっているなど歯周ポケットが深く、かつ歯根の陥凹が強い場合は、細すぎないブレードをもつキュレット（オリジナル11/12など）を選択し、水平ストロークでアクセスすると、カッティングエッジが根面にフィットしやすくなる。
b：歯周ポケットの形態や隣在歯との関係などによってブレードが隣接面直下にすべて入り切らないときは、オリジナルがもつブレードの長さを利用し、隣接面の脇においたキュレットのかかとを支点に、ブレードを振り子のように動かすことで歯石除去できる。

4 上顎小臼歯の陥凹部に対するSRPの実際

　上顎小臼歯の陥凹部を垂直ストロークで処置する場合、術者は上顎の基本ポジション（15ページ参照）をとり、両側ともフィンガーオンフィンガーレスト、あるいは口腔外レストをとるとよいでしょう。

　水平ストロークで処置する場合、レストは口腔内のなるべく処置歯近くに置きます。またストロークの始点と終点は歯肉縁下となりますから、その終点の動きをきちんと止めるように意識し、ブレードがぶれて周囲の軟組織を傷つけるようなことがないようにします。どの箇所への処置にも該当しますが、歯根形態を十分に把握し、今自分がどのような形態の根面を処置しているのか意識しながら行いましょう。

上顎第一小臼歯

右側

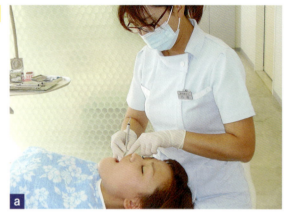
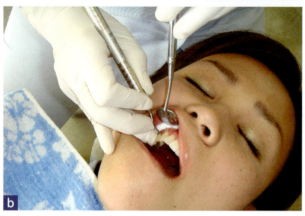

a：術者と患者さんとの間に腕が窮屈にならない程度の距離を保ち、手首が曲がらないようにする。
b：キュレットのハンドルを親指のつけ根におき、キュレットを安定させて処置する。

●術者の位置	11時
●患者の顔の向き	正面
●開口度	やや閉じぎみ
●レストの位置	隣在歯（6 5）の咬頭か歯面にレスト指を置く

左側

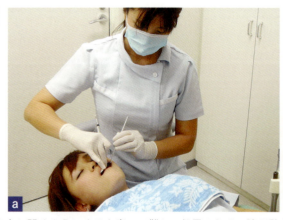
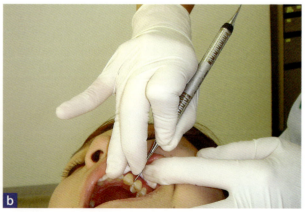

a：脇を少し開くようにすると良い。難しい処置のため、腕が動かしやすいポジショニングを意識すること。
b：フィンガーモーションになりやすい箇所なので注意する。基本は前腕回転運動でSRPを行う。

●術者の位置	1〜2時
●患者の顔の向き	やや右向き
●開口度	やや閉じぎみ
●レストの位置	隣在歯（1 2 3）あたりの咬頭か歯面にレスト指を置く

症例で見てみよう！

図9は、4̄近心に強い陥凹がある症例です。臨床でよく見かけるケースですが、治癒に導くためには根面の形態を把握することが重要です。デンタルエックス線写真で陥凹の形態が確認できればいいのですが、デンタルエックス線写真がうまく撮れていないとプロービングのみで形態を探ることになり、見落としが多くなってしまいます。

陥凹部から感染を取り除くことは上級テクニックが必要とされます。ときには歯周外科が必要なケースもあるでしょう。しかし筆者は、盲目下でも処置可能な症例は多いと考えています。歯科衛生士のテクニックによって歯周外科が回避できれば、患者さんにとってはうれしいことではないでしょうか。

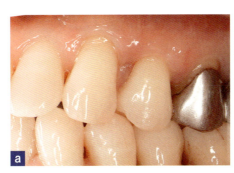
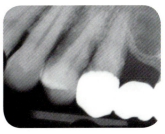
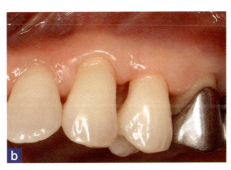
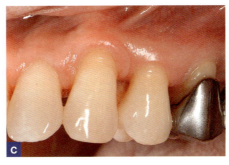
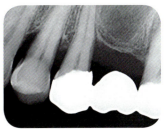

図9 66歳男性の症例。
a：初診時の口腔内写真とデンタルエックス線写真。歯周組織検査では、PCR47.5％、BoP71％と高い数値を記録した。上顎左側小臼歯部の歯肉は発赤と腫脹が著しい。4̄近心に9mmの歯周ポケットと出血が認められた。デンタルエックス線写真では4̄に深い陥凹が認められ、歯石が大量に付着している。なお1年半前に前立腺がんが見つかり、投薬で経過観察中である。また4年前より健康のため禁煙中とのことである。
b：SRP後の口腔内写真。プロービング深さは4mm、歯肉は引き締まり出血もにじむ程度と、改善が認められた。
c：初診から8年後の口腔内写真とデンタルエックス線写真。
歯周ポケットは3mmとなって出血はなく、歯肉は引き締まっている。陥凹の深い歯根形態だが、生体の反応がよく歯周基本治療によって改善していることがわかる。エックス線写真では歯槽白線が認められ、安定している。

Q 下顎左側小臼歯への処置が特に苦手なのですが、何か良い方法はない？

A

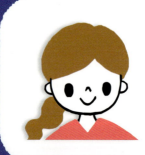下顎左側小臼歯は確かに処置しにくい部位です。レストや側方圧のかけ方を少し工夫すると、とても楽になりますよ！

　小臼歯部のなかでも下顎左側小臼歯は、処置する箇所によっては「レストが置きにくい」「第一シャンクを処置歯と平行にしにくい」「キュレットのハンドルを周囲に当たらないよう逃すこともしづらく、処置のじゃまになる」といった、基本事項を守ろうとするとやりづらくなることが多く起きる歯だと思います。

　下顎左側小臼歯の植立状態や患者さんの開口度、隣在歯とのコンタクトの状態など、条件によってはレストの位置も変わり、キュレットへの側方圧のかけ方が微妙に違ってきます。

　どのようにアプローチしていったら良いのか、具体的に見ていきましょう。

第3章 効果的なSRPテクニックをマスターしよう

下顎左側小臼歯を処置する際のテクニック

　下顎左側小臼歯を攻略するには、レストのとり方やキュレットへの力のかけ方などのバリエーションを広げ、患者さんそれぞれの歯や歯列の状況、歯石のつきかたによってテクニックを組み合わせ、臨機応変に対応できるひき出しをたくさんもちましょう。

　本項では、術者のポジショニングを含め、いくつかのバリエーションを紹介します。患者さんの口腔内はそれぞれ条件が異なりますから、これらの筆者が行っている方法を参考にしながらいろいろ試して、日々の臨床で行いにくいケースに遭遇した場合に、各口腔内に合う方法を見つけていくようにしましょう。

下顎左側小臼歯への処置例

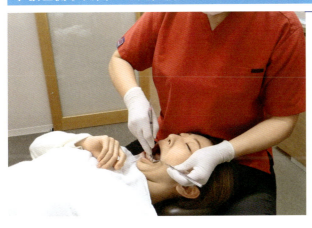

チェックポイント
- ✓ チェアは低めにする
- ✓ 処置する根面が変わるごとに、術者の手首が曲がらない位置へと少しずつ移動する
- ✓ 処置歯の歯髄の延長線が、術者の鎖骨の下あたりになるようヘッドレストを調整する

●術者の位置	10〜1時
●患者の顔の向き	正面
●開口度	大きく開口、やや閉じぎみ

前歯レスト ＋ 前腕回転運動

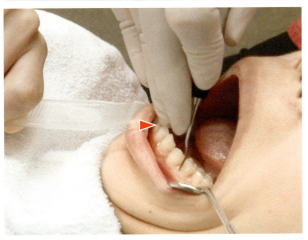

近心面処置時。前歯部の切端に薬指でレスト（▲）をとる。事前に、滑らないよう歯面を十分に乾燥させておくこと。また、レスト指の上に中指を乗せることでキュレットが安定し、側方圧が的確にかかる。

隣在歯レスト ＋ 前腕回転運動

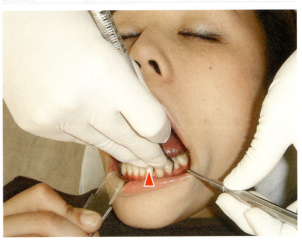

遠心面処置時。術者の位置は10〜11時。隣在歯レストは、臨床的には処置歯より2歯隣に置くことになる。遠心面の処置を行うときは、中指で側方圧をかけるというより、カッティングエッジを中指の力で根面にフィットさせつつ、すくいあげるようなイメージで行う。

口腔外レスト ＋ 前腕回転運動

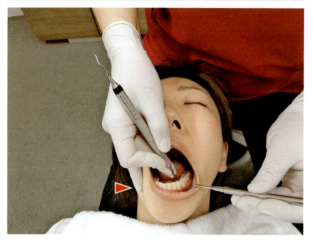

術者の位置は12〜1時。中指末節を遠心面に位置させると、親指と人差し指でつくる指の輪が上方を向く。

上顎レスト ＋ 引きの動き

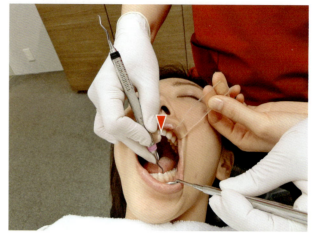

術者の位置は12〜1時。口蓋面か上顎前歯の切端にレスト（▲）をとる。舌側を処置するときはキュレットのハンドルが上顎正中より右に、頬側のときは上顎正中より左に来る（よって写真は舌側の処置とわかる）。

反対側レスト ＋ 前腕回転運動

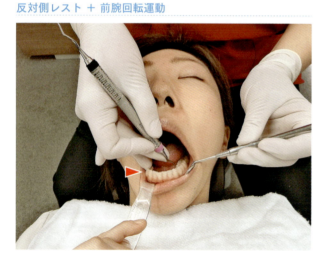

術者の位置は12時。歯の植立状態に応じて術者や患者さんの顔の位置を調整する。なおレスト指とキュレットを保持する指を離すことができなければ本法は行えないため、トレーニングしてみよう。

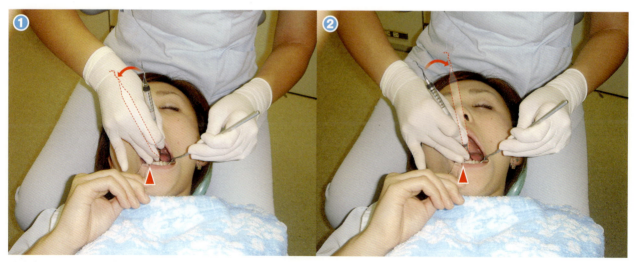

前歯部切端にレスト（▲）を置いたときの前腕回転運動の様子。レスト指を支点として手首を左右に返す動きをし、ブレードを上へ引き上げる。

第3章 効果的なSRPテクニックをマスターしよう

Q 最後臼歯遠心面は遠くて、ブレードをうまく入れることができません。アプローチ法を教えて！

A

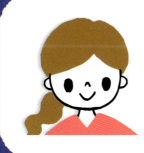
患者さんの口の開け方と、キュレットの動かし方をくふうすると、やりやすくなります。

　もっとも奥にある最後臼歯遠心面は、患者さんもプラークコントロールしづらい部位であるため、歯周病が進行しているケースを多く見かけます。
　この部分の処置は難易度が高いように思えますが、実はコツさえつかめるとそうでもありません。開口度や頬粘膜、舌の影響を受けやすい部位であることを考慮しつつ、アプローチしていきます。そのうえで他の部位と同様に、口腔内か口腔外にレストを置き、垂直・斜め・水平のストロークを組み合わせて歯石を除去します。
　最後臼歯遠心面でも基本的なキュレット操作とポジションのコツをつかめば、あとは経験とともにSRPの完成度は上がってきます。そのため筆者は再SRPを行うことが少なくなりました。

1 基本の手の使い方の確認

最後臼歯遠心面の処置には、執筆状変法(19ページ参照)でキュレットを把持し、そのうえで中指を術部の遠心面と平行に位置させ、中指末節の側面(爪の横の部分)で側方圧をかけるという基本がなくては、やはり難しいでしょう。

また同部は処置の難易度が高い部位ですから、根面にカッティングエッジを確実にフィットさせたり適切な側方圧を当てるため、事前に歯根形態を把握しておき、適切なポジションをとることで安定したキュレット操作を行いましょう。

2 ミラーテクニックの習得

頬粘膜との距離が近い最後臼歯遠心面は、開口の方法やミラーテクニックによって術部の見やすさが変わります。さらに下顎には舌などキュレット操作の邪魔になるものが多くなります。また術部と頬粘膜や舌が近いことから、キュレットが滑ってしまったときに粘膜を傷つけやすいことや術部が見えづらいことから、キュレット挿入が困難であるように感じます。

筆者は大半のSRPを直視で行っていますが、どうがんばっても上顎最後臼歯部遠心面だけは直視が不可能です。頬粘膜や舌の保護、術部の明るさや術野の確保のため、上下顎とも最後臼歯部遠心面の処置にはミラーテクニックの習得が必要となります(**図1、2**)。

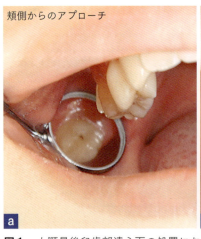
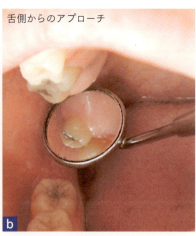
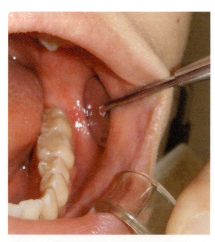

図1 上顎最後臼歯部遠心面の処置におけるミラーの使い方。
a:頬側からのアプローチでは口を閉じぎみにし、ライトをミラーに当てると術部がよく見える。処置の際は、頬側にワッテなどを挟まない。
b:舌側からのアプローチでは、キュレット挿入時に歯肉のラインが見えないためミラーを使う。ライトも入りやすく、術野が見やすくなる。

図2 下顎最後臼歯部遠心面の処置におけるミラーの使い方。
下顎を処置する場合は直視できることが多いため、頬粘膜の保護と術野の確保を目的に用いる。

第3章 効果的なSRPテクニックをマスターしよう

3 キュレットの選択と歯根形態の把握

キュレットの選択 最後臼歯遠心面への処置で用いる主力キュレットは、グレーシーキュレットオリジナルですが、ミニファイブやアフターファイブも、歯の特徴に応じて選択します。歯冠高径が高い歯の遠心面に深い歯周ポケットがある場合、オリジナルでは第二シャンクが歯冠に当たってポケット底まで到達できないことがあります（**図3**）。そのため、第一シャンクが3mm長いミニファイブやアフターファイブを選択します。なおミニファイブは、歯根の陥凹が深い場合や隅角を処置するときにも適しています。

また、キュレットが変形していると手技の難度を高くしてしまうため、シャープニングによるブレードの変形があるものは避けましょう。

歯根形態の把握 最後臼歯遠心根は、基本的に上顎が2根、下顎は1根です。しかしその形態は、大きく歯根が分岐しているものもあれば、癒着や陥凹のあるもの、CEJからのくびれがあるものや、歯根そのものが湾曲しているものなどさまざまです。術者は、その処置面の向きをイメージしながら処置することが重要です。また歯冠高径も、正常、あるいは高めに萌出している状態のものから、萌出が不完全で歯冠の咬頭と歯肉の辺縁ラインがほぼ同じものまであります。こうした形態をあらかじめ想定しておけば、キュレットの操作が違ってくるはずです。そうせずにむやみにキュレットを引いても、歯石は取れません。

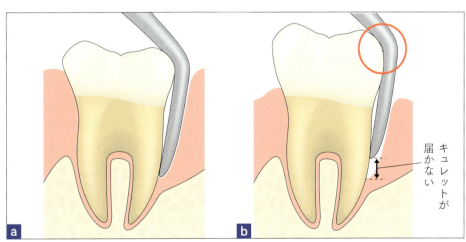

図3 歯冠高径が低い歯（a）と高い歯（b）に対するキュレットの到達性。
歯冠高径が高い歯で深い歯周ポケットを形成している場合、グレーシーキュレットオリジナルを使うと第二シャンクが歯冠に当たり（赤丸部分）、深い部分にキュレットが十分到達することができない。キュレットをアフターファイブあるいはミニファイブに替えたり、水平ストロークや斜めのストロークを駆使することで歯冠を避け、ポケット底にブレードを到達させることができる。

④ 超音波スケーラーの活用

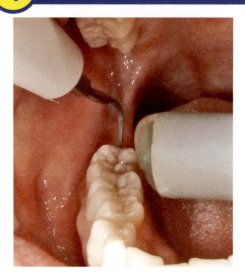

　皆さんは、手用キュレットの前に超音波スケーラー（第5章参照）を使用しているでしょうか？　最後臼歯遠心面のようにキュレット操作の難しい部位は、超音波スケーラーの助けを借りて手用キュレットでの負担を減らしましょう。

　ただしこの部位は、キュレットだけでなく超音波スケーラーの使用においても、患者さんの口の開け方、超音波スケーラーのチップを挿入する方向といったくふうしだいで、処置のやりやすさがかなり変わってきます（図4）。

図4　超音波スケーラー（バリオス、G6）で下顎右側臼歯部を頬側から処置しているところ。チップの側面を使って歯石を上方から砕く。

⑤ 最後臼歯遠心面の SRP の実際

　以下、最後臼歯遠心面の SRP について部位とストローク（図5）ごとに解説します。こうした歯周ポケット内でのキュレットの動きをふまえて、次ページ以降の写真中における、レストの置き方やポジションにも注目してみてください。

垂直ストローク
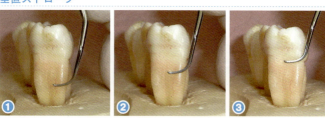

水平ストローク
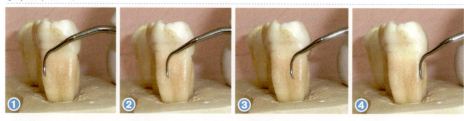

斜めのストローク
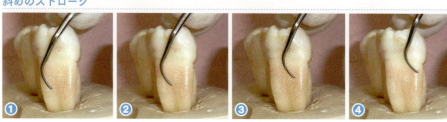

図5　最後臼歯遠心面におけるストロークの種類とキュレットの動かし方。

第3章 効果的なSRPテクニックをマスターしよう

下顎左側最後臼歯遠心面へのアプローチ

頬側からのアプローチ

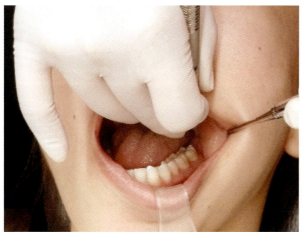

垂直ストローク/斜めのストローク

● 術者の位置	12〜1時
● 患者の顔の向き	正面
● 開口度	大きく開口
● レストの位置	上顎（薬指を口蓋に置く）、対合歯
● 使用キュレット	オリジナル14、ミニファイブ14、アフターファイブ14
● ミラーの使用	術野の確保と頬粘膜の排除のために使用

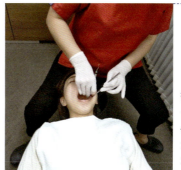

術者の位置
12時の位置から1時の位置付近に平行移動してから施術する。手首が曲がらないよう注意する。

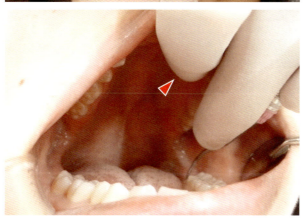

キュレットを把持している手を大きく口腔内に入れて、キュレットの刃を根面に位置づけてから、上顎レストとして（▲）口蓋に薬指を置く。対合歯レストも有効。

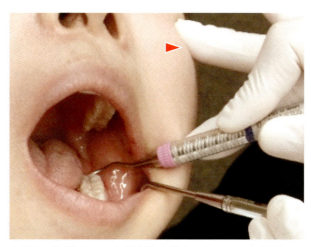

水平ストローク

● 術者の位置	4時
● 患者の顔の向き	やや左向き、少し顎を引く
● 開口度	やや閉じぎみ
● レストの位置	口腔外（薬指）
● 使用キュレット	オリジナル14、ミニファイブ14、アフターファイブ14
● ミラーの使用	術野の確保と頬粘膜の排除のために使用

左頬（口腔外）にレスト指（▲）を置き、キュレットは長めに把持する。把持している方の手の指はすべて口腔外に出す。

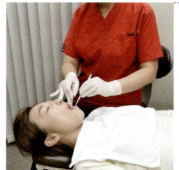

術者の位置
チェアとヘッドレストを高めの位置にする。またヘッドレストを起こして歯軸を立てるようにすると処置しやすい。

舌側からのアプローチ

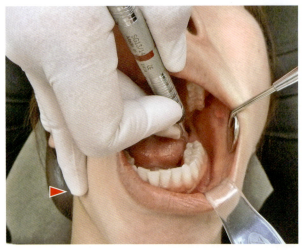

口腔外レストは頬につける（▲）。垂直ストロークはある程度開口度を必要とするため、あまり開口できない場合は適応しない。

垂直ストローク

●術者の位置	12〜1時
●患者の顔の向き	正面、やや左向き
●開口度	大きく開口
●レストの位置	口腔外（薬指あるいは小指）
●使用キュレット	オリジナル14、ミニファイブ14、アフターファイブ14
●ミラーの使用	術野の確保と頰粘膜の排除のために使用

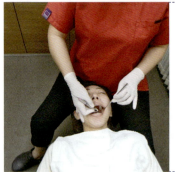

術者の位置
12〜1時の位置で、上半身の前面は7時の方向に振るような体勢となる。この位置ですべてのストロークが可能である。

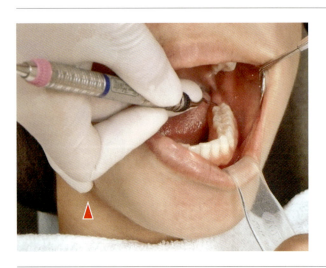

水平ストローク

●術者の位置	12〜1時
●患者の顔の向き	正面かやや左向き
●開口度	大きく開口
●レストの位置	口腔外（薬指あるいは小指）
●使用キュレット	オリジナル13、ミニファイブ13、アフターファイブ13
●ミラーの使用	術野の確保と頰粘膜の排除のために使用

術者の位置 垂直ストローク参照。

右利きの術者にとっては施術しやすい箇所である。中指と薬指を大きく開き、中指を術部に寄せるようにしてキュレットを安定させる。

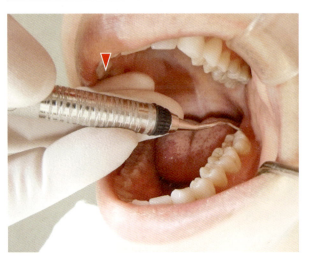

斜めのストローク

●術者の位置	12〜1時
●患者の顔の向き	正面かやや左向き
●開口度	大きく開口
●レストの位置	上顎（薬指）
●使用キュレット	オリジナル13、ミニファイブ13、アフターファイブ13
●ミラーの使用	術野の確保と頰粘膜の排除のために使用

術者の位置 垂直ストローク参照。

口腔外レストによる斜めのストロークを行うときに中指と薬指が開きにくい術者は、このように上顎レストをとるとやりやすくなる。レスト指は薬指で上顎臼歯部の咬頭あるいは口蓋に置く。指先でレストを置くことにこだわらなくてもよい。

下顎右側最後臼歯遠心面へのアプローチ

頬側からのアプローチ

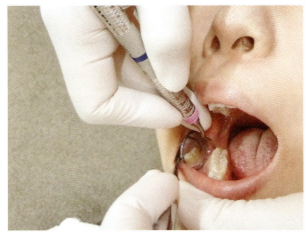

処置歯の歯冠高径が高くなければ直視で行うことができる。ミラーは頬粘膜を排除し保護するために挿入しておく。垂直ストロークは下顎右側第一大臼歯遠心面と同様に行う（77ページ参照）。

垂直ストローク

●術者の位置	1〜2時
●患者の顔の向き	正面
●開口度	大きく開口
●レストの位置	口腔外（薬指）
●使用キュレット	オリジナル14、ミニファイブ14、アフターファイブ14
●ミラーの使用	術野の確保と頬粘膜の排除のために使用

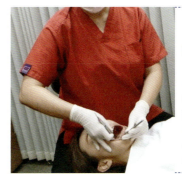

術者の位置
この位置ですべてのストロークが可能である。直視でき処置がしやすい。両足を開くと右膝がヘッドレスト、左膝が背面板のあたりになる。術部はひじより高くしない。

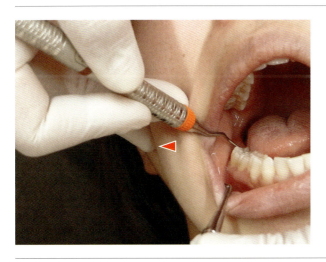

水平ストローク

●術者の位置	1〜2時
●患者の顔の向き	正面
●開口度	やや閉じぎみ
●レストの位置	口腔外（薬指）
●使用キュレット	オリジナル13、ミニファイブ13、アフターファイブ13
●ミラーの使用	術野の確保と頬粘膜の排除のために使用

術者の位置 垂直ストローク参照。

すべての指を口腔外に出し、開口度を狭くして口唇に緩みをもたせる。キュレットのハンドルで口角を遠心に押すように排除しながらストロークする。

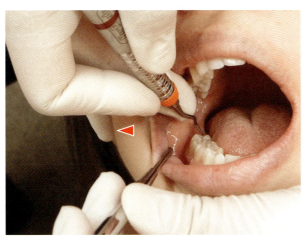

斜めのストローク①

●術者の位置	1〜2時
●患者の顔の向き	正面
●開口度	大きく開口
●レストの位置	口腔外（薬指あるいは小指）
●使用キュレット	オリジナル13、ミニファイブ13、アフターファイブ13
●ミラーの使用	術野の確保と頬粘膜の排除のために使用

術者の位置 垂直ストローク参照。

レスト指は薬指でも小指でもよい。遠心に隣接歯がなくキュレットが安定しづらいが、カッティングエッジを歯石に噛ませてから引き上げることを忘れなければ除去できる。

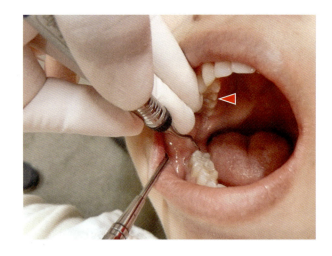

斜めのストローク②

●術者の位置	1〜2時
●患者の顔の向き	正面
●開口度	やや閉じぎみ
●レストの位置	対合歯（薬指）
●使用キュレット	オリジナル13、ミニファイブ13、アフターファイブ13
●ミラーの使用	術野の確保と頬粘膜の排除のために使用

> **術者の位置** 垂直ストローク参照。

中指と薬指を密着させてレスト（▲）とする。このとき指先ではなく、指の腹で力を受け止めるようにする。術者の手の大きさに応じて開口度を調節してもらうが、できるだけ遠心にレストを置くと安定しやすい。

舌側からのアプローチ

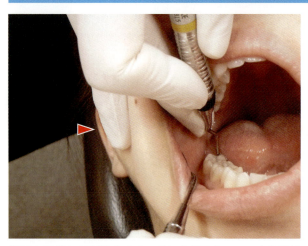

垂直ストローク

●術者の位置	1〜2時
●患者の顔の向き	正面
●開口度	大きく開口
●レストの位置	口腔外（薬指）
●使用キュレット	オリジナル13、ミニファイブ13、アフターファイブ13
●ミラーの使用	頬粘膜の保護のために使用。唾液が多い場合はバキュームを使用する

歯冠と歯根との形態をイメージしながらキュレットを操作する。大きい歯冠を避けることばかりに意識がとらわれると、歯根にカッティングエッジがフィットせず、浮いてしまうため注意する。歯根の遠心面に陥凹がある場合は、ミニファイブを用いて舌側からこのストロークでSRPを行うとよい。

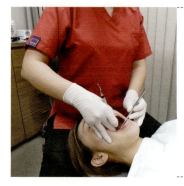

> **術者の位置**
> 頬側と同じでよい。また両足を大きく開く。この部位の歯は舌側傾斜していることが多いため、少し患者さんの顔を右に向けると処置しやすい。

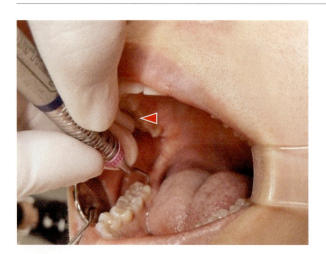

斜めのストローク

●術者の位置	1〜2時
●患者の顔の向き	正面
●開口度	大きく開口
●レストの位置	対合歯（薬指）
●使用キュレット	オリジナル14、ミニファイブ14、アフターファイブ14
●ミラーの使用	頬粘膜の保護のために使用。唾液が多い場合はバキュームを使用する

> **術者の位置** 垂直ストローク参照。

斜めのストロークは頬側からが行いやすいため、あまり用いない。レスト指（▲）と中指を術部に近づけると安定する。

上顎左側最後臼歯遠心面へのアプローチ

頬側からのアプローチ（|7の場合）

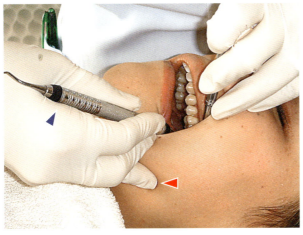

第一シャンクが術面に対して平行になるようハンドルを傾ける（▲）。そのまま前腕ごと引きの動きを行うことで歯石を除去する。

垂直ストローク

● 術者の位置	9時
● 患者の顔の向き	正面
● 開口度	やや閉じぎみで頬粘膜を緩ませる
● レストの位置	口腔外（薬指）
● 使用キュレット	オリジナル14、ミニファイブ14、アフターファイブ14
● ミラーの使用	術野確保と頬粘膜の排除のために使用。ライトの光を反射させ術部を明るくする

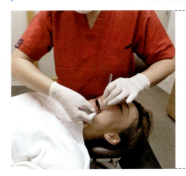

術者の位置
術者は両足と脇を大きく開き、背筋を伸ばしてやや前かがみとなる。

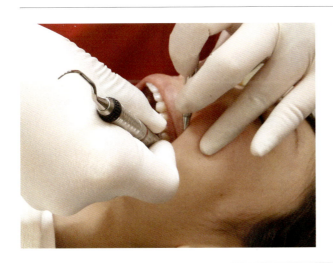

水平ストローク

● 術者の位置	9時
● 患者の顔の向き	正面
● 開口度	やや閉じぎみで頬粘膜を緩ませる
● レストの位置	口腔外（薬指）
● 使用キュレット	オリジナル13、ミニファイブ13、アフターファイブ13
● ミラーの使用	術野確保と頬粘膜の排除のために使用。ライトの光を反射させ術部を明るくする

術者の位置　垂直ストローク参照。

0°挿入し、ハンドルを90°近くまで起こしてから作業角度にする。また患者さんの下顎左側に薬指でレストを置く。

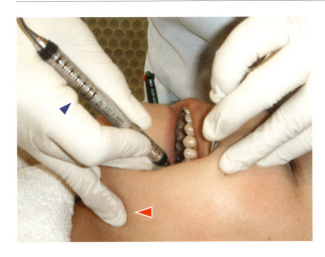

斜めのストローク

● 術者の位置	9時
● 患者の顔の向き	正面
● 開口度	やや閉じぎみで頬粘膜を緩ませる
● レストの位置	口腔外（薬指）
● 使用キュレット	オリジナル13、ミニファイブ13、アフターファイブ13
● ミラーの使用	術野確保と頬粘膜の排除のために使用。ライトの光を反射させ術部を明るくする

術者の位置　垂直ストローク参照。

垂直ストロークよりキュレットを起こして行うため（▲）、右腕が患者さんの胸元から離れる。隣在歯レストでも安定する（このとき術者の位置は1時）。

口蓋側からのアプローチ(⌞7の場合)

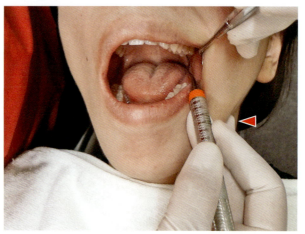

レストを中心とした前腕回転運動を確実に行えば、処置が楽なアプローチ法である。

垂直ストローク

●術者の位置	9時
●患者の顔の向き	正面
●開口度	やや閉じぎみで頬粘膜を緩ませる
●レストの位置	口腔外（薬指）
●使用キュレット	オリジナル13、ミニファイブ13、アフターファイブ13
●ミラーの使用	術野の確保と頬粘膜の排除のために使用

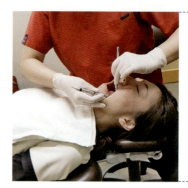

術者の位置
背中を伸ばしたまま前かがみにし、さらに口腔内をのぞき込むように右肩を下げかつ前方へ出す。

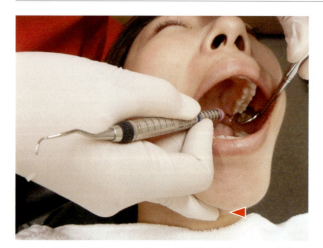

レスト指は、下顎のオトガイと下顎底の間にある下縁部分におくとSRPが行いやすい。中指と薬指が開かない術者は、小指でレストをとってみるとよい。

水平ストローク

●術者の位置	11時
●患者の顔の向き	正面
●開口度	大きく開口
●レストの位置	口腔外（薬指）
●使用キュレット	オリジナル14、ミニファイブ14、アフターファイブ14
●ミラーの使用	術野の確保と頬粘膜の排除のために使用。ライトの光を反射させ術部を明るくする

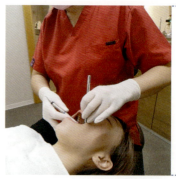

術者の位置
11時に位置し、手首が曲がらないよう気をつけながら5時方向に体の前面を向ける。

第3章 効果的なSRPテクニックをマスターしよう

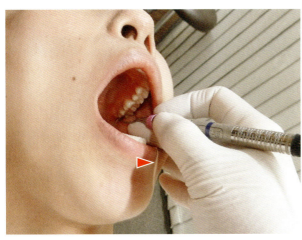

レスト指は右頬骨につけるようにし、中指は口腔内に挿入する。中指が術部に近いため、キュレット操作は安定しやすい。

斜めのストローク

●術者の位置	7時
●患者の顔の向き	正面：顎を少し上げる
●開口度	大きく開口
●レストの位置	口腔外（薬指）
●使用キュレット	オリジナル14、ミニファイブ14、アフターファイブ14
●ミラーの使用	術野の確保のために使用

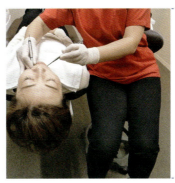

術者の位置
7時に位置し、体の前面は12時に向ける。腰の側面をチェアに接するようにすると体勢が安定する。チェアは少し高めにし、患者さんの顎を少し上げると直視できる。

症例で見てみよう！

　SRPの目的は、歯肉縁下の感染を取り除き歯周組織を改善させることです。これが達成されたら、次に期待されるのは骨の再生や歯槽硬線の出現でしょう。これはSRPの最終目標ともいえます。それには、完成度の高いSRPも重要ですが、処置後の患者さんによるセルフケアが維持されなくてはいけません。

　患者さんは、こうした改善が早い方、時間がかかる方、まったくその域に達しない方などさまざまです。結果はSRPやセルフケアの質に加え、全身状態にも左右されます。ですから、骨の再生や歯槽硬線の出現がないからといって、術者のSRPの完成度だけが問題だとは限りません。ただ、私たち歯科衛生士は、何を治療の指標や目標とするのか、明確な考えをもつべきだと思っています。

　本症例は、質の高いSRPだけでなく、患者さんの治療への大きな理解と協力、治療に対する真摯な姿勢によって、劇的な改善をみせた例です（**図6**）。

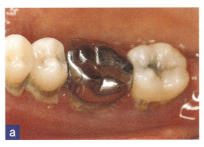
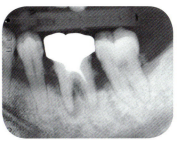
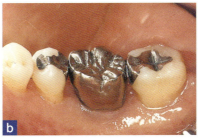
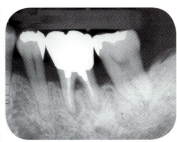

図6
a：初診時の口腔内写真とエックス線写真。プラークコントロール不足で歯肉縁上・縁下ともに多量の歯石が付着している。歯周ポケットも4～6mmと深く、浮腫性で炎症の強い歯肉が観察された。歯肉縁上の歯石除去と歯科保健指導を実施し、歯肉縁下の歯石は量が多いためSRPを6回に分けて行った。
b：3年後の口腔内写真とエックス線写真。プラークコントロールも安定しており、エックス線写真からも歯槽硬線が現れ、状態の改善がはっきり認められる。

上顎右側最後臼歯遠心面へのアプローチ

頬側からのアプローチ（7|の場合）

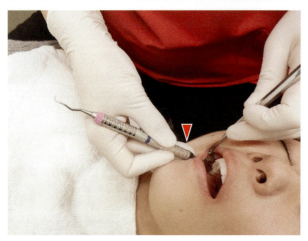

同じ部位でもオリジナルを14から13に変えるとハンドルの角度が大きく変わっているのがわかる。

垂直ストローク

●術者の位置	11時
●患者の顔の向き	正面
●開口度	やや閉じぎみで頬粘膜を緩ませる
●レストの位置	口腔外（薬指）
●使用キュレット	オリジナル13、ミニファイブ13、アフターファイブ13
●ミラーの使用	術野の確保と頬粘膜の排除のために使用

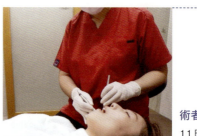

術者の位置
11時の位置から、体の前面は7時の方向を向くように右に振る。

斜めのストローク / 水平ストローク

●術者の位置	11時
●患者の顔の向き	正面
●開口度	やや閉じぎみで頬粘膜を緩ませる
●レストの位置	口腔外（薬指）
●使用キュレット	オリジナル14、ミニファイブ14、アフターファイブ14
●ミラーの使用	術野の確保と頬粘膜の排除のために使用

術者の位置　垂直ストローク参照。

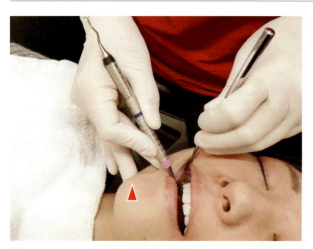

斜めのストロークによる処置。水平ストロークも同じポジションで行うことができるが、ハンドルの位置が斜めのストロークよりもやや下がる。どちらのストロークも汎用性が高く、施術しやすい。

口蓋側からのアプローチ（7⃣の場合）

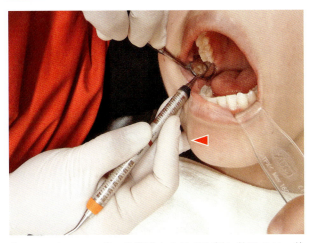

キュレットのハンドルを術者から見て右側に位置させ、前腕で引くように動かすと歯石が取れやすい。なお、水平ストロークは行わない。

垂直ストローク

●術者の位置	9～11時
●患者の顔の向き	やや右向き、正面
●開口度	大きく開口
●レストの位置	口腔外（薬指）
●使用キュレット	オリジナル14、ミニファイブ14、アフターファイブ14
●ミラーの使用	術野の確保と頬粘膜の排除のために使用

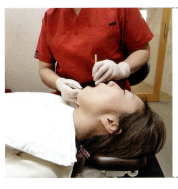

術者の位置
この位置で正しくアプローチすると術部が近く感じられる。前腕の分だけ体を少し後ろに引くと良い。

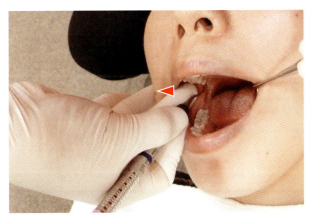

斜めのストローク①。中指を術部に寄せることを意識する。

斜めのストローク①

●術者の位置	1～2時
●患者の顔の向き	正面またはやや右向き、少し顎を上げる
●開口度	大きく開口
●レストの位置	口腔外（薬指）
●使用キュレット	オリジナル13、ミニファイブ13、アフターファイブ13
●ミラーの使用	なし、直視

斜めのストローク②

●術者の位置	1～2時
●患者の顔の向き	正面またはやや右向き、少し顎を上げる
●開口度	大きく開口
●レストの位置	隣在歯（薬指）
●使用キュレット	オリジナル13、ミニファイブ13、アフターファイブ13
●ミラーの使用	なし、直視

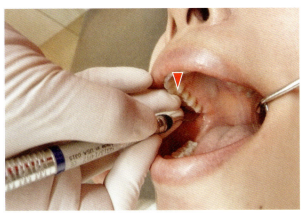

斜めのストローク②。レスト指の先端は、上顎第二小臼歯や上顎第一大臼歯の咬頭に置く。指が滑ってしまうようなら、エアーで歯の表面を乾燥させてからSRPを始める。

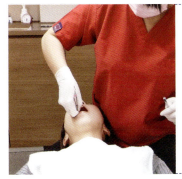

術者の位置
術者は1～2時付近に位置し、脇を大きく開ける。患者さんの顔を少し右向きにし、かつ少し顎を上げると、直視で術部が見える。

Q 複根歯の歯根内側に付着した歯石は、どうしたらうまく取れる？

A 複根歯の歯根へは、盲目下である限り限界があることをふまえたうえで、閉鎖的な単根歯の集まりと考えてSRPしていきます。

複根歯の根分岐部や歯根の内側へのアプローチに関する悩みは、これから先も完全に解決されることはないでしょうが、現在は昔のように「根分岐部病変＝抜歯」とは限らなくなってきました。

単根歯のような治癒の状態までに導くことは難しいですが、SRP後のホームケアとSPTによって、問題のある複根歯も延命できるケースが増えてきました。つまり、根分岐部病変を完全に制することはできないものの、ケースによっては治療効果があるということです。

本項では、基本的な大臼歯の根分岐部や歯根の内側へのアプローチを解説していきます。

第3章 効果的なSRPテクニックをマスターしよう

複根歯は、それぞれを閉鎖的な単根歯として考える

　複根歯の歯根や根分岐部は、1歯単位で考えると形態が複雑でどうキュレットを動かしていいかわからなくなりがちです。ですから、近心根、遠心根、口蓋根をそれぞれ単根としてとらえ、それらが閉鎖的に近接していると考えると、頭が整理しやすくなります（本項では扱いませんが、小臼歯についても同様です）。

　複根歯では、歯根形態の把握が単根歯以上に重要となります。歯根形態を把握するには、まず口腔解剖の本をなめるように読むことです。それから顎模型を見ながらデッサンしてみたり、抜去歯を観察するなどして把握していきます。

　臨床で根分岐部病変に遭遇したら、デンタルエックス線写真とプロービング深さ、プローブでの触知から該当歯の歯根形態や付着の喪失の状況を立体的にイメージしていきます。これができると、キュレットの動かし方もイメージしやすくなります。またキュレットは、処置する根面によって細かく使い分けるようにします。まずミニファイブから挿入し、状態に応じてオリジナルを用いればよいでしょう。

下顎大臼歯

近心根遠心面、遠心根近心面への垂直ストローク

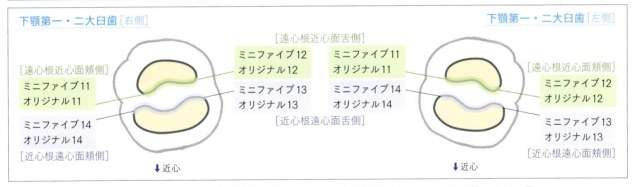

下顎第一・第二大臼歯近心根遠心面、遠心根近心面に垂直ストロークを行う際のキュレットの使い分け一覧。

チェックポイント　下顎大臼歯の歯根内側に垂直ストロークを行う際のポイント

各歯根の幅、陥凹の程度、湾曲度、根分岐部開口部における歯肉の高さによって、オリジナルやミニファイブを使い分けます。またストローク時は歯根形態を意識して動かします。なお、近心根遠心面にはミニファイブ13/14やオリジナル13/14を、遠心根近心面にはミニファイブ11/12やオリジナル11/12を使い分けます。

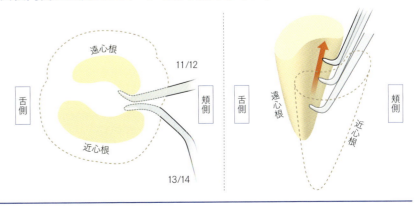

103

左側遠心根近心面（頬側から挿入）

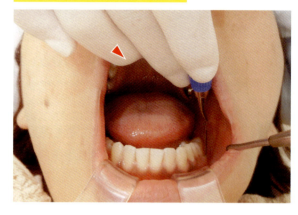

● 術者の位置	12〜1時
● 患者の顔の向き	正面
● 開口度	やや閉じぎみ
● レストの位置	対合歯、上顎
● 使用キュレット	ミニファイブ12、オリジナル12
● ミラーの使用	術野の確保と頬粘膜の排除のために使用

レストの位置（▲）は処置歯の歯軸方向に合わせて決めると良い。

下顎左側遠心根近心面への頬側からの挿入手順

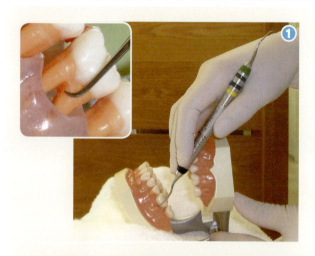

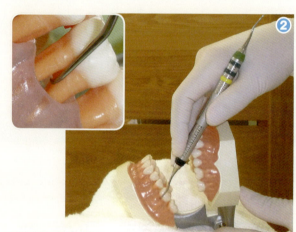

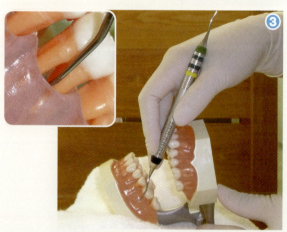

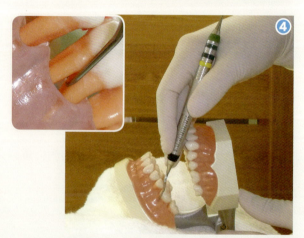

下顎大臼歯は通常2根でキュレット挿入は難しくはないが、フェイスを少し歯面へ倒しながら挿入していく（写真でキュレットのロゴが見えなくなっているのがわかる）。このとき手の力を抜き、親指と人差し指でキュレットを小さく回転させ、ゆっくり先端をポケット底まで移動させる。ポケット底まで来たら歯根内側にある陥凹部の形にブレードを沿わせ、キュレットを作業角度に起こし、引き上げて歯石を除去する。

左側遠心根近心面へのアプローチ（舌側から挿入）

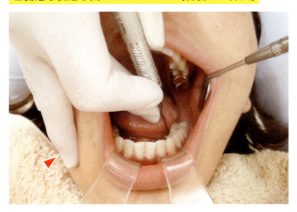

●術者の位置	11～12時
●患者の顔の向き	正面またはやや左向き
●開口度	大きく開口
●レストの位置	口腔外、上顎
●使用キュレット	ミニファイブ11、オリジナル11
●ミラーの使用	術野の確保のため使用

▲はレストの位置。術者は中指をしっかり寄せる。キュレット挿入は前ページ「下顎左側遠心根近心面への頬側からの挿入手順」と同じ。

右側遠心根近心面へのアプローチ（頬側から挿入）

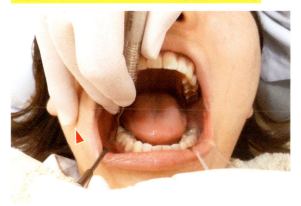

●術者の位置	12～1時
●患者の顔の向き	正面
●開口度	やや閉じぎみ
●レストの位置	口腔外、対合歯
●使用キュレット	ミニファイブ11、オリジナル11
●ミラーの使用	術野の確保と頬粘膜の排除のために使用

▲はレストの位置。頬粘膜が少し緩む程度に口を閉じぎみで行うとキュレットを位置づけしやすい。

右側遠心根近心面へのアプローチ（舌側から挿入）

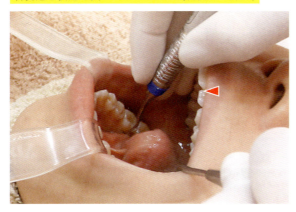

●術者の位置	12～1時
●患者の顔の向き	正面またはやや右向き
●開口度	大きく開口
●レストの位置	口腔外、対合歯
●使用キュレット	ミニファイブ12、オリジナル12
●ミラーの使用	舌の排除と術野の確保のため使用

歯に舌側傾斜があって処置しづらいときは、傾斜を起こすように患者さんの顔をやや右に向けると処置できる。

近心根遠心面、遠心根近心面への水平ストローク

下顎両側第一・第二大臼歯近心根遠心面、遠心根近心面に水平ストロークを行う際のキュレットの使い分け一覧。臨床的には頬側からのアプローチを行うことがほとんどであるため舌側は省略。

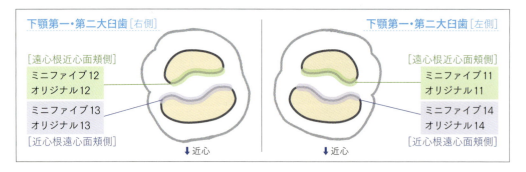

右側近心根遠心面（頬側から挿入）

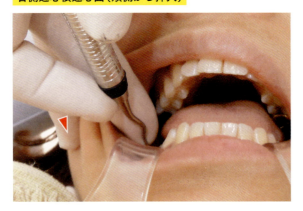

●術者の位置	1〜2時
●患者の顔の向き	正面
●開口度	やや閉じぎみ
●レストの位置	口腔外、対合歯
●使用キュレット	ミニファイブ13、オリジナル13
●ミラーの使用	術野の確保と頬粘膜の排除のために使用

▲はレストの位置。水平ストロークではキュレットを下の方で把持するとストロークが安定しやすい。

左側近心根遠心面へのアプローチ（頬側から挿入）

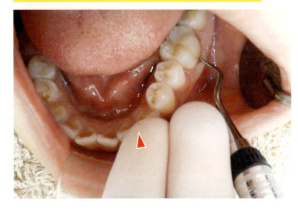

●術者の位置	11〜9時
●患者の顔の向き	正面
●開口度	やや閉じぎみ
●レストの位置	前歯
●使用キュレット	ミニファイブ14、オリジナル14
●ミラーの使用	術野の確保と頬粘膜の排除のために使用

前歯レストでは、患者さんにやや閉じぎみに開口してもらい、2─4あたりに薬指でレスト（▲）をとる。強い圧がかかるレスト指に中指をくっつけて処置を行う。レスト指、レストを置く歯は滑らないようエアーなどで乾かしておく。

チェックポイント　下顎大臼歯の歯根内側に水平ストロークを行う際のポイント

垂直ストロークではアクセスしづらい歯根内側の陥凹には、水平ストロークが必要となる場合があります。歯周ポケットの深さや歯根間距離に合わせてミニファイブかオリジナルの細すぎないキュレットを選択し、ゆっくりと動かします。
なお、近心根遠心面にはミニファイブ13/14やオリジナル13/14を、遠心根近心面にはミニファイブ11/12やオリジナル11/12を使い分けます。

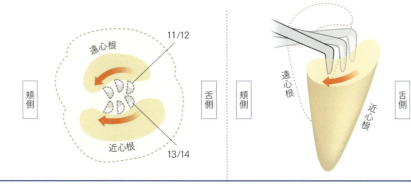

第3章　効果的なSRPテクニックをマスターしよう

下顎右側近心根遠心面への頬側からの挿入手順

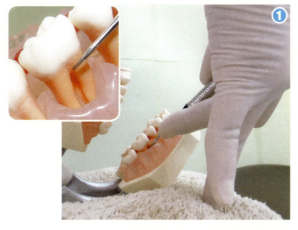
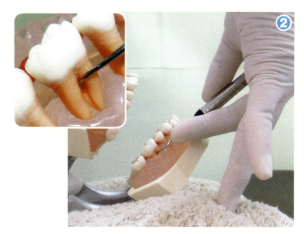
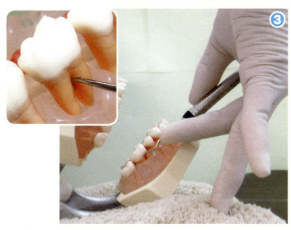
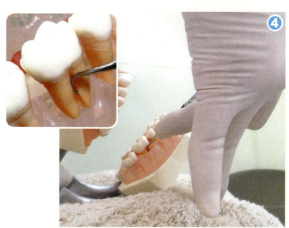

まず単根歯の遠心面の場合と同じようにキュレットを歯周ポケットに挿入し（❶）、次にブレードをすべて根分岐部の内部に入れる（❷）。根分岐部内部にブレードを挿入後、先端を根尖側に向け、水平ストロークを行う（❸）。このとき術者には、ブレードが歯肉に垂直に刺さっているように見える（❹）。このため、口唇が硬く緩みのない患者さんでは処置しにくくなる。

基本に＋αのキュレット選択

　根分岐部や大臼歯歯根内側への処置におけるキュレットの第一選択はミニファイブです。ただし、臨床では付着の喪失や歯の状態によって、オリジナルも選択されることがあります。
［例］水平ストロークでの深い歯周ポケットのポケット底へのアクセスや、垂直ストロークでの舌側隅角へのアクセス（右図）は難度が高いため、頬側からオリジナルで付加的に処置を行うこともできます。型にはまりすぎず、各キュレットの特性を活かした選択をしてみてください。

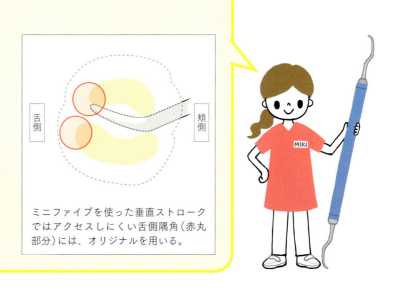

ミニファイブを使った垂直ストロークではアクセスしにくい舌側隅角（赤丸部分）には、オリジナルを用いる。

上顎大臼歯

近心頬側根遠心面、遠心頬側根近心面への垂直ストローク

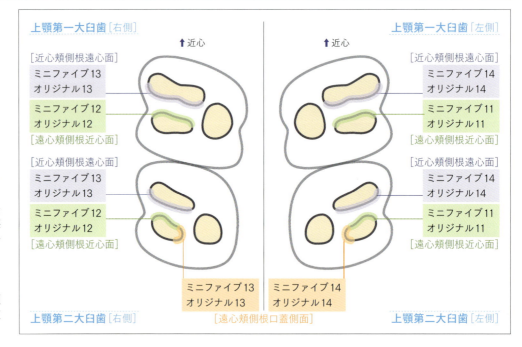

上下顎第一・第二大臼歯近心頬側根遠心面、遠心頬側根近心面に垂直ストロークを行う際のキュレットの使い分け一覧。
なお、レストはすべて口腔外レストで、ミラーは術野の確保と頬粘膜の排除のために使用する。

左側遠心頬側根近心面へのアプローチ（頬側から挿入）

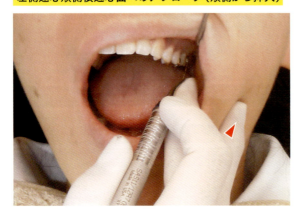

●術者の位置	9～11時
●患者の顔の向き	正面
●開口度	やや閉じぎみ
●レストの位置	口腔外
●使用キュレット	ミニファイブ11、オリジナル11
●ミラーの使用	術野の確保と頬粘膜の排除のために使用

薬指をレスト指にする（▲）。術者のポジショニングは上顎大臼歯近心面への施術時と同じで良い。

右側遠心頬側根近心面へのアプローチ（頬側から挿入）

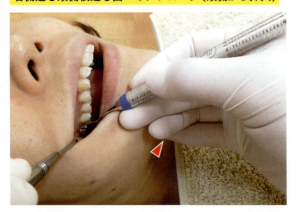

●術者の位置	9～11時
●患者の顔の向き	正面
●開口度	やや閉じぎみ
●レストの位置	口腔外
●使用キュレット	ミニファイブ12、オリジナル12
●ミラーの使用	術野の確保と頬粘膜の排除のために使用

小指、あるいは薬指をレスト指にして処置する（▲）。

第3章 効果的なSRPテクニックをマスターしよう

上顎左側遠心頬側根近心面への頬側からの挿入手順

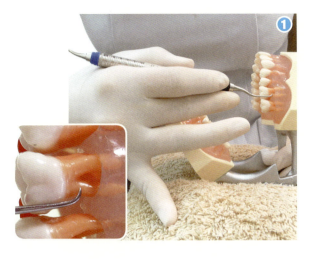
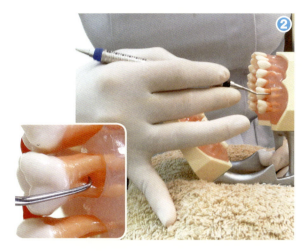
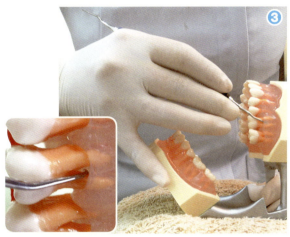
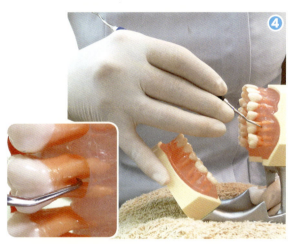

上顎大臼歯の頬側根は小さいため、ミニファイブを選択すると良い。他の歯と同様に、歯根の形態をイメージしつつ、カッティングエッジを根面にフィットさせてから側方圧をかけ引き上げる。ルートトランクが長い歯の根分岐部へのキュレット挿入では、ブレードをプローブのように挿入していき、歯根の分岐点にたどり着いたら刃先を回していく。

> **チェックポイント** 上顎大臼歯頬側根の内側に垂直ストロークを行う際のポイント

上顎の頬側2根はそれぞれミニファイブ13/14、11/12を使用しアクセスする。歯根が小さいため、ブレードの先が根面から離れないよう、キュレットを挿入後に親指と人差し指でコントロールする。
なお歯根や歯周ポケットの大きさなどによってオリジナルが適応する場合がある(口蓋根については後述)。

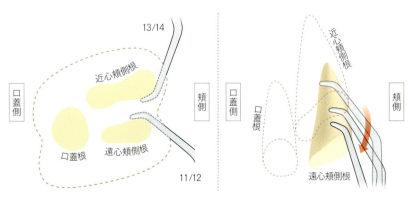

近心頬側根遠心面、遠心頬側根近心面への水平ストローク

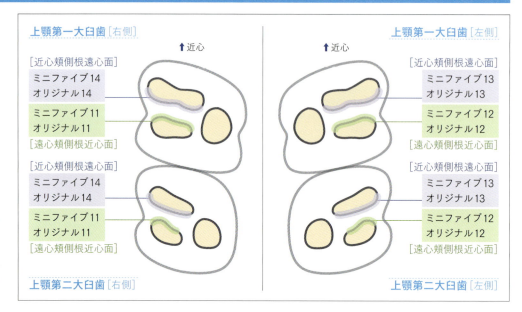

上下顎第一・第二大臼歯近心頬側根遠心面、遠心頬側根近心面に水平ストロークを行う際のキュレットの使い分け一覧。

右側近心頬側根遠心面へのアプローチ（頬側から挿入）

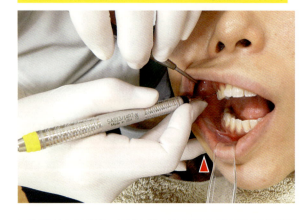

●術者の位置	9〜11時
●患者の顔の向き	正面
●開口度	やや閉じぎみ
●レストの位置	口腔外
●使用キュレット	ミニファイブ14、オリジナル14
●ミラーの使用	術野の確保と頬粘膜の排除のために使用

上顎大臼歯の歯根形態は複雑であるため、事前に十分把握しておきたい。

左側近心頬側根遠心面へのアプローチ（頬側から挿入）

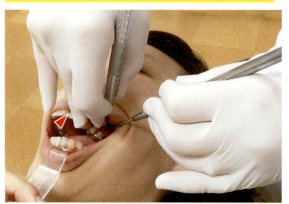

●術者の位置	1〜2時
●患者の顔の向き	やや右向き
●開口度	やや閉じぎみ
●レストの位置	前歯
●使用キュレット	ミニファイブ13、オリジナル13
●ミラーの使用	術野の確保と頬粘膜の排除のために使用

前歯レスト（▲）では指がすべらないよう、処置前にエアーをかけるなどして対処する。

第3章 効果的なSRPテクニックをマスターしよう

上顎右側近心頬側根遠心面への頬側からの挿入手順

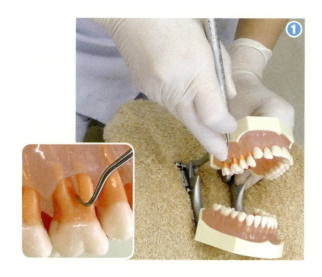
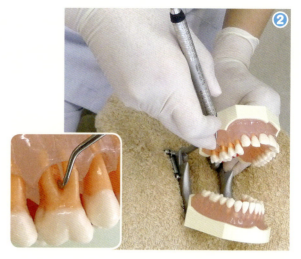
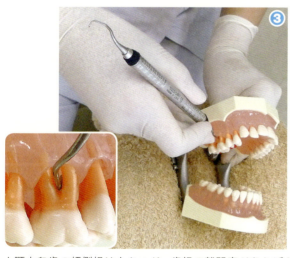
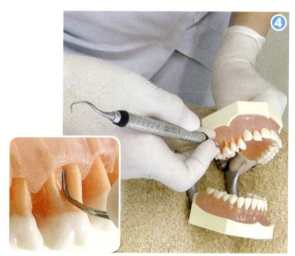

上顎大臼歯の頬側根は小さいが、歯根の離開度があればキュレットは入っていく。キュレットはまずミニファイブを使用するとよい。上顎大臼歯の歯根にも陥凹部があるが、第一大臼歯のように離開度があれば、小さな動きに限定されるものの水平ストロークが活用できる。

チェックポイント　上顎大臼歯頬側根の内側に水平ストロークを行う際のポイント

歯根の大きさが小さいときなどは、水平ストロークや振り子の動き（83ページ図8b）も活用できる。この箇所への処置は難易度が高いため、術者は今自分がどの面を処置しているのか把握しながら行う（口蓋根については後述）。

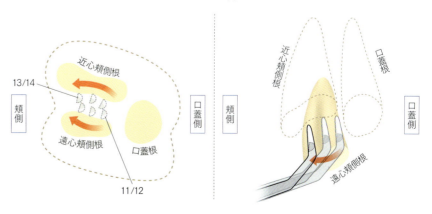

口蓋根への垂直ストローク

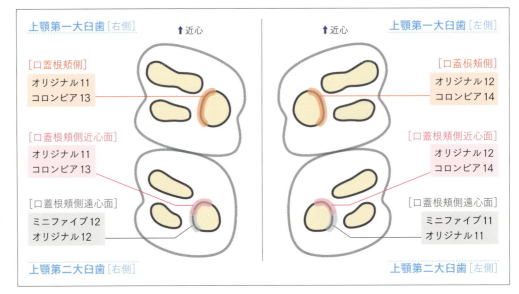

上下顎第一・第二大臼歯口蓋根に垂直ストロークを行う際のキュレットの使い分け一覧。

右側口蓋根へのアプローチ①（口蓋側から挿入、反対側レスト）

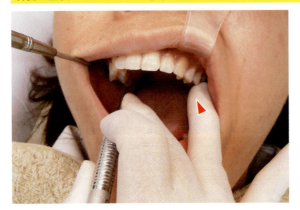

●術者の位置	7時
●患者の顔の向き	やや右向き
●開口度	大きく開口し少し顎を上げる
●レストの位置	反対側
●使用キュレット	ユニバーサルキュレットコロンビア大学型13、オリジナル11
●ミラーの使用	術野の確保のため使用

基本的に垂直ストロークで処置を行う。写真は反対側レストで、6̄|口蓋根を処置中のレストは|4̄ 5̄あたりの咬頭に乗せる。

右側口蓋根へのアプローチ②（口蓋側から挿入、口腔外レスト）

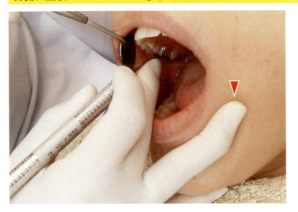

●術者の位置	9〜11時
●患者の顔の向き	やや右向き
●開口度	大きく開口
●レストの位置	口腔外
●使用キュレット	ユニバーサルキュレットコロンビア大学型13、オリジナル11
●ミラーの使用	術野の確保のため使用

レストは左頬にとるが（▲）、薬指が届かない場合は小指でとるとよい。

第3章 効果的なSRPテクニックをマスターしよう

左側口蓋根へのアプローチ（口蓋側から挿入）

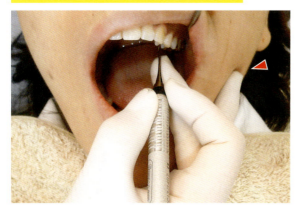

● 術者の位置	9時
● 患者の顔の向き	正面、少し顎を上げる
● 開口度	大きく開口
● レストの位置	口腔外
● 使用キュレット	ユニバーサルキュレットコロンビア大学型14、オリジナル12
● ミラーの使用	術野の確保のため使用

キュレット挿入後、カッティングエッジを根面にフィットさせるために、親指でキュレットのハンドルを上から少し押さえるようにする。

上顎右側口蓋根への口蓋側からの挿入手順（反対側レストの場合）

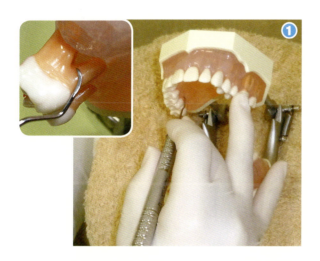

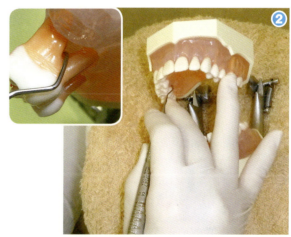

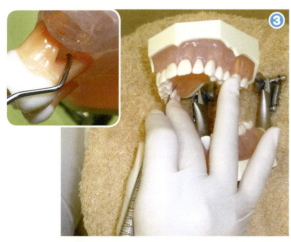

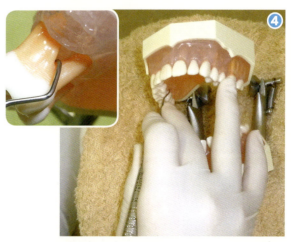

口蓋根には舌側近心と遠心からキュレットを挿入することができるが、遠心からキュレットを挿入し動かすことは臨床的に難しいため、近心からのアプローチとなることが多い。プローブで根分岐部の位置を確認し、親指と人差し指とでキュレットを回しながら挿入する。ユニバーサルキュレットコロンビア大学型は、カッティングエッジ全体を口蓋根の曲線にまとわせることができる形態になっている。挿入後は垂直ストロークを行う。

> **チェックポイント** 上顎大臼歯口蓋根の内側に垂直ストロークを行う際のポイント

親指と人差し指でキュレットを回転させながら挿入していくと、スムーズに挿入できます。付着の喪失レベルにもよりますが、ユニバーサルキュレットコロンビア大学型だと、ブレードを根面に巻きつけるようにフィットさせてストロークすることが可能となります。

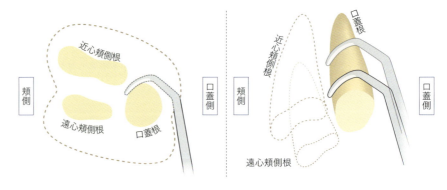

第二大臼歯遠心からの垂直ストローク（第三大臼歯のない場合）

上顎に第三大臼歯がなければ、第二大臼歯遠心から根分岐部や歯根の内側にアプローチできることがあります。ただ第二大臼歯はルートトランクが長い場合が多く、キュレット操作の難易度は高くなります。長いルートトランクでも到達度の高いミニファイブ11/12、13/14やオリジナル11/12、13/14、アフターファイブ13/14を用いて、垂直ストロークで歯石にアクセスできることがあります。

左側第二大臼歯口蓋根頬側面へのアプローチ

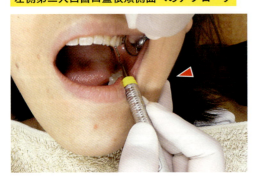

上顎左側第一大臼歯遠心面と同じ方法で処置できることが多い。

● 術者の位置	9〜11時
● 患者の顔の向き	正面
● 開口度	やや閉じぎみ
● レストの位置	口腔外
● 使用キュレット	上顎左側近心頬側根・遠心頬側根口蓋側面：ミニファイブ14、オリジナル14、アフターファイブ14 上顎左側口蓋根頬側面：ミニファイブ11、オリジナル11
● ミラーの使用	頬粘膜の排除と術野の確保のため使用

さまざまなキュレット挿入のしかた

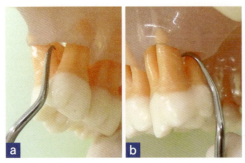

第三大臼歯がない場合の、上顎最後臼歯遠心面からの挿入例。

上顎左側遠心根舌側面への遠心からの挿入
ミニファイブ14を用いる。口腔のもっとも奥に位置するこの部位への処置時は、左手（利き手が右手の場合）によるキュレットのサポートはできないため、右手中指のコントロールができていないとアクセスや適切なストロークが困難になる（a）。

上顎左側口蓋根頬側面への遠心からの挿入
ミニファイブ11を用いる。キュレットの挿入は親指と人差し指でコントロールする。挿入ができてしまえば、あとは動かしやすい（b）。

上顎右側口蓋根頬側面への遠心からの挿入
術部の位置的にキュレットは短く把持できない。執筆法変法の把持をする3本の指で小さく回転させながら挿入していく。

第3章 効果的なSRPテクニックをマスターしよう

フェイスの形にも注意してキュレットの選択を

複根歯の根分岐部や歯根間は口腔内でもっとも閉鎖的な部位のひとつですから、キュレット選びにはより注意を払います。筆者が一番気をつけているのは、細くなったり変形したキュレットを用いないことです。先細りしたキュレットはカッティングエッジを適切に根面へ当てづらいため、選択しないようにします。

また陥凹部の施術時は、キュレットの動きにねじれが生じることがあります。その際、カッティングエッジや先端がチップする可能性が高く、そうするとチップの除去はかなり困難になり

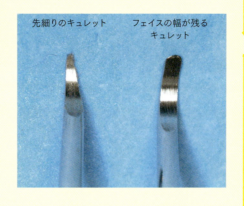

先細りのキュレット／フェイスの幅が残るキュレット

ます。できるだけフェイスの幅が残るキュレットを選択するようにしましょう。

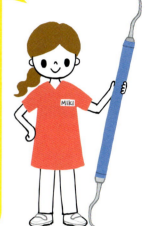

② 大臼歯の根分岐部・歯根内側への超音波スケーラーの活用

大臼歯の根分岐部や歯根内側においても、超音波スケーラーの活用は必須です。複根歯は閉鎖的な単根の集合体ですから、がんばっても歯根の配置によってキュレットでアクセスできないケースがいくらでもあります。

盲目下である以上はしかたがないことですので、少しでも感染を除くために超音波スケーラーの力をフルに借ります。チップの先が歯石のどこかに触れれば除去が可能ですし、操作している手に力がかかりませんので、チップをどこに当てるかを意識すれば有益となる可能性が高まります。部位や状況に合ったチップを選び、活用していきましょう（超音波スケーラーのチップの動かしかたについては、第5章141ページに詳解）。

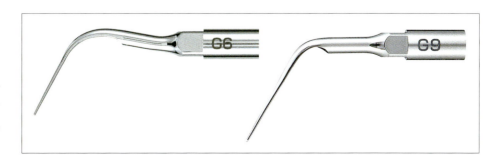

図1 筆者が大臼歯の根分岐部や歯根内側に用いている超音波スケーラーのチップ（バリオス用スケーリングチップ G6、G9：ナカニシ）。

大臼歯の歯根内側への超音波スケーラーの活用例

※使用チップはすべてバリオス用スケーリングチップ（ナカニシ）

上顎左側第一大臼歯・第二大臼歯近心頬側根遠心面

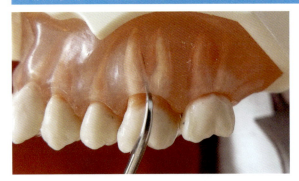

●術者の位置	9〜11時
●患者の顔の向き	正面
●開口度	やや閉じぎみ
●超音波スケーラーのチップ	G6、G9
●チップの挿入箇所	頬側から挿入

プローブと同じように挿入する。垂直、水平、斜めとすべてのストロークが可能である。

上顎左側第二大臼歯口蓋根頬側面

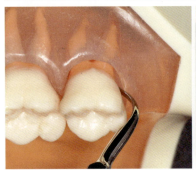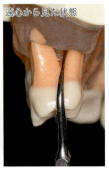

遠心から見た状態

歯冠の豊隆のため挿入が難しいが、歯冠をよけて根尖方向へ斜めに挿入すると良い。

●術者の位置	9〜11時
●患者の顔の向き	正面
●開口度	やや閉じぎみ
●超音波スケーラーのチップ	G6、G9
●チップの挿入箇所	遠心から挿入

下顎右側第一大臼歯近心根遠心面

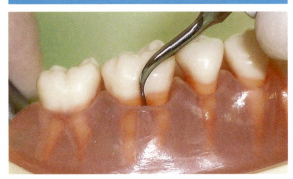

歯根の陥凹を意識してチップの先端を根面に当てる。根面内側の形態によって、動かせる方法でSRPを行う。

●術者の位置	1〜2時
●患者の顔の向き	正面、やや右向き
●開口度	やや閉じぎみ
●超音波スケーラーのチップ	G6、G9
●チップの挿入箇所	頬側から挿入

症例で見てみよう！

　初診時35歳の女性（妊娠8ヵ月）、全顎的に進行した歯周炎に罹患していました。歯肉が発赤・膨張し、歯周ポケットも8〜10mmと全周にわたり深く、根分岐部病変が認められました。しかしSRPと患者さんの徹底したプラークコントロールにより、6遠心に6mm、7近遠心に5mmの歯周ポケットが残るほかは3mm以下に改善し、現在はSPTに移行しています。

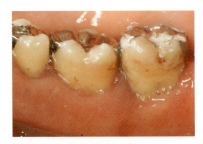 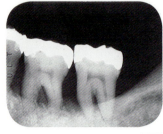 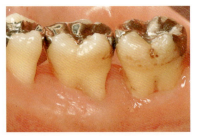

図2 初診時。歯肉が発赤し、歯間にプラークも見られる。

図3 出産直後に撮影した67のデンタルエックス線写真。

図4 再評価時。歯肉も引き締まり、色が良くなっている。

第4章

テクニックの引き出しを増やそう！

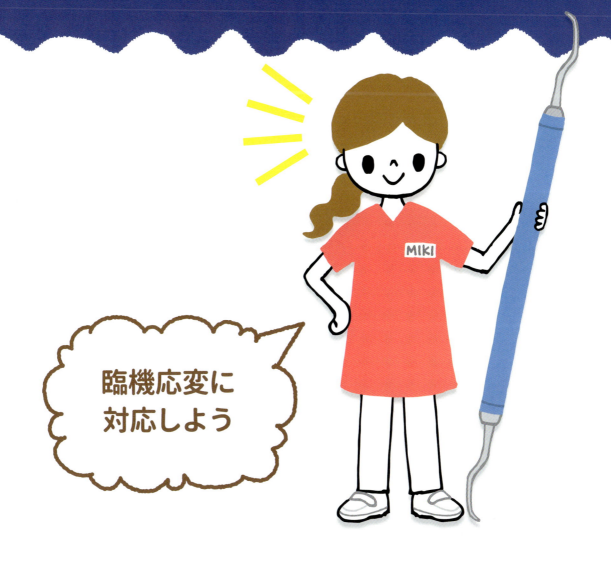

臨機応変に対応しよう

Q 欠損歯が多い口腔内、レストを置きたいところに歯がなくて処置しづらい！

A レストを置きたい歯が欠損している場合、その部分を指で置き換えて補うと、処置しやすくなります。

　欠損歯は、歯周治療を受ける患者さんによく見られるものですから、このような悩みは当然出てくるでしょう。他にも、レストを置きたい部位の歯の動揺が大きいためにかなわず、悩むこともあると思います。こんなときは、もう1本指を使う代用レストを用います。

　同じ部位に対してひとつの方法しかテクニックの引き出しがないと困ることが増えますから、レストのバリエーションを増やして対応していきましょう。

1 レストを置きたい部位の歯が欠損している場合

まずレストの位置を1歯ずらしてみて、処置に問題がないようならそのまま進めて良いでしょう。しかしSRPは、レスト指の位置が少し異なっても処置しにくくなるものです。適切なSRPのために、どうしても欠損部分にレストを置きたいのであれば、代わりになるレストの土台をつくればいいわけです。

患者さんが欠損部の部分床義歯をおもちで、装着した義歯にレストを置いてみて痛みが出るなどの問題がなければそのまま処置します。上顎が全顎義歯であれば、装着した義歯にレストを置いて処置しても良いでしょう。患者さんから痛みを訴えられるなど、こうした代用レストがとれない場合は、欠損部に左手の人差し指や親指を置き、その指を土台にして右手の指でレストをとります（**図1、2**）。

筆者は、比較的よくこうした方法を使っています。口腔内に挿入する指は1本ですみますから、患者さんから不快感を訴えられることはあまりありません。

なお孤立歯を処置する場合は、口腔外レストか左手の人差し指を使った代用レストで処置していきます。

上顎の代用レスト

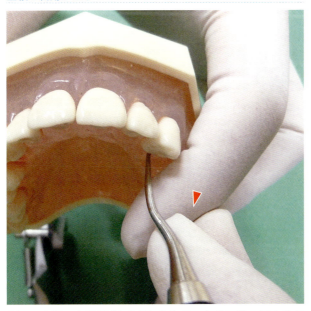

図1 上顎の欠損部（臼歯部）を左手の人差し指で置き換えて、レスト（▲）を置いている。その際、土台となっている左手の人差し指で術部が隠れないように気をつける。

下顎の代用レスト

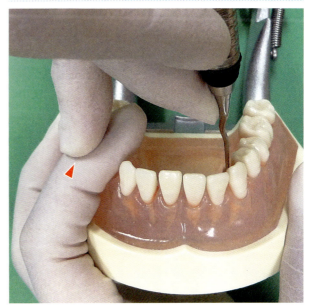

図2 左手の人差し指でレストを置く土台をつくり、かつ中指、薬指、小指で顎を包み支える。下顎のSRPはレストに強く圧がかかるため、指で顎を支えることで負担を軽減させる。

② レストを置きたい部位の歯が動揺している場合

　置きたい場所の歯に動揺があっても、その程度が大きくなければ大丈夫です。
　「動揺歯にレストを置いてもいいの？」と思ったり、少し怖い感じがするかもしれませんが、動揺度が1なら健常歯と同じようにレストを置いてもかまいません。
　しかし動揺が3度、あるいは2度でも3度に近いほど大きいものでしたら、動揺歯に痛みや負荷を与えないレストのとり方を考えなくてはいけません。術者のポジションを変えたりして、別の歯にレストをとれるのであればそのようにします。
　それが不可能で、どうしても動揺歯にレストを置きたいときは、その歯を左手人差し指で頬側から押さえて固定したあと、動揺歯にレストを置きます（**図3**）。こうすると、左手人差し指とレスト指からかかる力が拮抗し、痛みが出たり動揺が大きくなるなどの影響を避けることができます。
　なお、処置歯じたいが動揺している場合は、必ず処置歯の切端や咬合面を左手人差し指あるいは親指で根尖に向けて垂直的に押さえて固定してから処置を行いましょう（**図4**）。キュレットの作業方向と反対の力を指でかけることで、動揺歯への影響を避けられます。動揺歯へのSRPは、抜けてしまいそうでキュレットに適切に力を入れにくいと思いますが、このようなやり方をしてみると、通常の歯と同じように正しく側方圧をかけることができます。

レストを動揺歯に取る方法

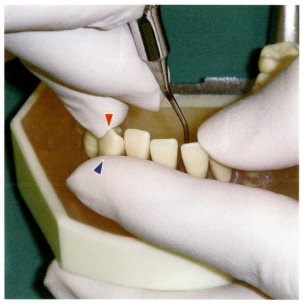

図3　左手人差し指（▲）で動揺歯（上図の場合 3̄）を頬側から押さえて安定させてから同歯にレスト（▲）を置き、処置歯（上図の場合 1̄）を処置する。

動揺歯を処置する場合

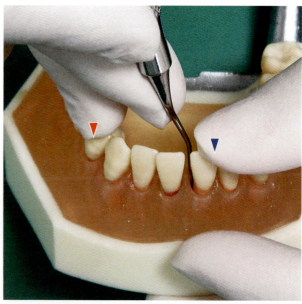

図4　処置歯（1̄）じたいが2〜3度動揺している場合は、処置歯を左手親指で上から垂直的に押さえ（▲）、安定させてからSRPを始める（レストは▲）。

第4章 テクニックの引き出しを増やそう！

Q 上顎大臼歯舌側面の処置時、歯冠の豊隆が大きくてカッティングエッジを的確に根面に沿わせられない！

A

オリジナル13/14の屈曲を利用して、歯冠豊隆にキュレットがじゃまされないようにします。また挿入方法をくふうしたり、ストロークを組み合わせながら処置しましょう。

　上顎大臼歯は下顎に比べて歯冠の豊隆が大きいことがあり、通常どおりキュレットを挿入して動かそうとしても、豊隆がじゃまになって的確にカッティングエッジを根面に当てられなかったり、歯周ポケットへのキュレットの挿入が難しいということがあります。また、クラウンなどの補綴装置の形態や、ＣＥＪ（セメントーエナメル境）のくびれが大きいために、歯周ポケットにアクセスしにくいということがあります。
　これらの場合はすべて、どうやってキュレットのシャンクが豊隆に当たらないようにするかを考えていけばいいわけです。本項では、こうした歯へのアプローチ方法を紹介します。

❶ 歯冠の豊隆とCEJのくびれが大きい場合

　上顎大臼歯舌側の歯冠の豊隆が大きい場合は、オリジナル13/14またはアフターファイブ13/14を選択し、そのシャンクの屈曲部分を利用して当たらないように垂直ストローク（図1）や斜めのストローク（図2）を行います。

　このとき処置歯の遠心面からキュレットを挿入し、近心面にブレードの先端を向けてストロークを行うと処置しやすくなります。歯根の形態をイメージしつつ、処置歯の根面と第一シャンクが平行になるようキュレットを位置させることにも留意します。

垂直ストローク

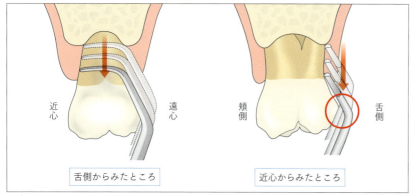

斜めのストローク

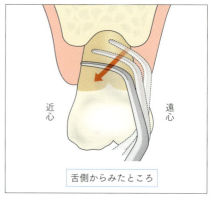

図1 オリジナル13/14またはアフターファイブ13/14の屈曲を利用し、歯冠の豊隆をうまく避けることができる（赤丸箇所）。

図2 遠心からのアプローチ。シャンクの屈曲で豊隆を避けつつ、ブレードの先端1/3で根面をとらえて動かす。

❷ 歯冠の豊隆とCEJのくびれが大きく、舌側根に陥凹がある場合

　歯冠の豊隆とCEJのくびれが大きい状態で、かつ舌側面に深い歯周ポケットや陥凹がある場合、水平ストローク（図3）が役に立ちます。歯冠の豊隆を避け、カッティングエッジを的確に根面に沿わせるためには、豊隆の下までブレードをしっかり挿入させることが大事です。

水平ストローク

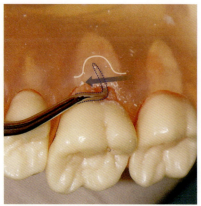 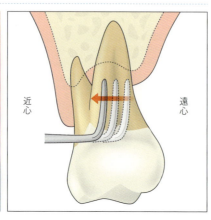

図3 深い歯周ポケットや陥凹がある場合は、水平ストロークでSRPを行う。ポジションは舌側隅角部（126ページ）を参考にすると良い。

第4章 テクニックの引き出しを増やそう！

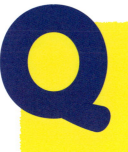

上顎右側臼歯部舌側近心面はレストがとりづらいです。何か良い方法はある？

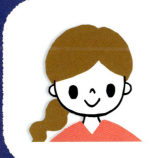

基本的な隣在歯レストと、それ以外にも反対側レストや、歯の上に置いた左手人差し指のレスト（フィンガーオンフィンガーレスト）を用いると行いやすくなるでしょう。

　臼歯部のうち、レストがとりづらいという声をよく聞くのが上顎右側臼歯部舌側近心面です。この部位は、基本である口腔外レストに加え、反対側レスト（上顎左側の歯にレスト指を置く）やフィンガーオンフィンガーレスト（利き手でない手の人差し指上にレスト指を置く）、そして隣在歯レストも活用して行うと、ぐっと処置しやすくなります。
　筆者は、深い歯周ポケットや歯根形態によって適切な施術が難しいときなどは、反対側レストで処置します。キュレット操作に安定感が出るうえコントロールもしやすく、臨床では重宝する方法です。
　臼歯部の形態・状態に応じて、さまざまなレストを活用して対応するとよいでしょう。

① 上顎右側臼歯部舌側近心面はこのレストをとると処置しやすい

この部位のキュレット挿入時には、下記に示した術者の位置から術部が見えないこともあります。そうした場合は、挿入時のみ術部を覗き込むようにしてレスト

上顎右側臼歯部の舌側近心面を処置する際のレスト一覧

口腔外レスト（基本的なポジション）

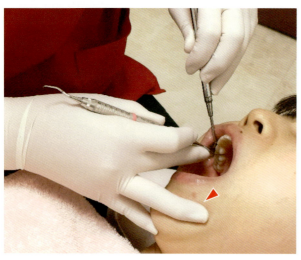

術部とレストが離れているが、大きく開口してもらい、中指を術部に近づけることで安定感が増す。側方圧は人差し指でかける。

●術者の位置	9時
●患者の顔の向き	やや右向き
●開口度	大きく開口
●レストの位置	下顎（レスト指は薬指または小指）
●使用キュレット	オリジナル11、ミニファイブ11
●ミラーの使用	術野の確保のため使用

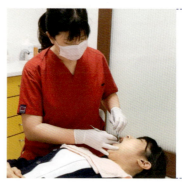

術者の位置
患者さんに近づきすぎない程度で、かつ自分のひじの前腕の長さに合わせて距離をとる。

反対側レスト

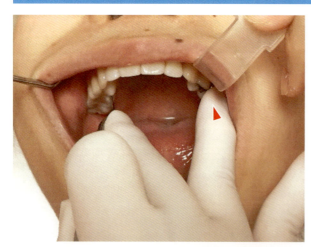

6|への処置。レスト指とキュレットを把持する中指を離し、力を強めにかけたレスト指を支点にキュレットを動かしていく。レスト指は、爪の間に咬頭を置くようにすると安定する。他にあまりない指の使い方だが、慣れてしまえば便利である。なおこのレストは根分岐部病変への処置時にも用いやすく、複雑な形態の根面でも安定したキュレットの動きが可能となる。

●術者の位置	7時
●患者の顔の向き	正面かやや右向き、場合によりやや顎を上げる
●開口度	大きく開口
●レストの位置	|5 6付近、上顎左側咬頭（レスト指は薬指）
●使用キュレット	オリジナル11、ミニファイブ11
●ミラーの使用	術野の確保のため使用

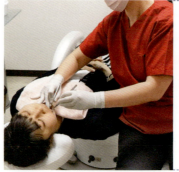

術者の位置
脇を開けて手首をまっすぐに、かつ手の甲が上を向くようにする。チェアの高さは口腔外レストのときより高めに設定する。

を置き、キュレットを挿入します。それから術者は姿勢を正し、側方圧をかけてSRPを開始します。のぞき込んだままの姿勢で処置を行うと術者の体に負担がかかるだけでなく、手首が曲がったままで処置を行うため、手や指に負担のかかる施術となってしまいます。

隣在歯レスト

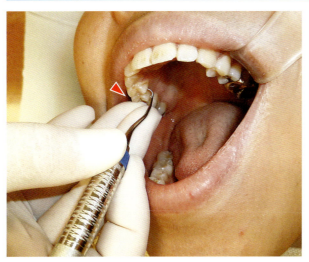

レストが術部に近くキュレットの動きが安定しやすいため、硬い歯石や細かい動きに適応できる。患者さんの顔や顎の向きと、レスト指と中指を密着させるのがポイント。

●術者の位置	10〜12時（術者の身長に応じて調整）
●患者の顔の向き	やや右向き、顎はやや上向き
●開口度	大きく開口
●レストの位置	処置歯の隣在歯（レスト指は薬指）
●使用キュレット	オリジナル11、ミニファイブ11
●ミラーの使用	使用しない

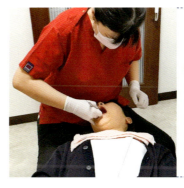

術者の位置
チェアを少し下げ、背中を丸めず、伸ばしたまま少し前かがみに直視する。また大きく脇を開け、手首が曲がらないようにする。

フィンガーオンフィンガーレスト

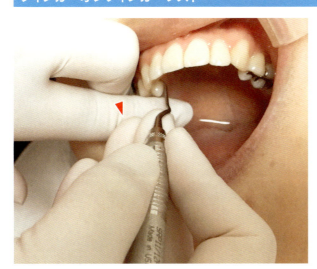

隣在歯レストで処置がしづらい場合、フィンガーオンフィンガーレストを用いるとアクセスしやすくなる。土台となる左手人差し指は咬合面に直角に交わるように置くが、そのとき口唇を巻き込まないよう、また左手には力を入れないよう注意する。ただし7|に対しては、口唇が引っ張られすぎるなど、口腔の構造上無理が生じるため用いない。

●術者の位置	9〜11時
●患者の顔の向き	やや右向き
●開口度	大きく開口
●レストの位置	6 5|に左手人差し指または親指を置き、その上にレストをとる（レスト指は薬指）
●使用キュレット	オリジナル11、ミニファイブ11
●ミラーの使用	使用しない

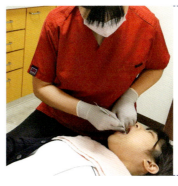

術者の位置
患者さんと術者との距離が近くなりすぎないようにする。

Q

臼歯部舌側遠心隅角に、うまくカッティングエッジが当てられない、動かしづらい！

A

術部の形態に応じて、3つのストロークとキュレットの種類を組み合わせることで、うまく根面にカッティングエッジが当たります。

　臼歯の隅角部でもっともカッティングエッジを根面にフィットさせやすいのが頬側近心隅角部、逆にさせづらいのが舌側遠心隅角部ではないでしょうか。筆者が新人のころは、処置後に出血を洗い流してみると、舌側遠心隅角部から隣接面直下の歯肉が傷ついていることがよくありました。歯肉を傷つけない、適切な手技を習得できたのは、SRPの経験をいくぶんか積んでからでした。

　舌側遠心隅角部は細く小さいうえに湾曲し、口腔内の奥に位置している閉鎖的な部分ですので、ポジショニングだけでなくキュレットを使いこなしていないと処置の完成度は上がりません。この部位の制覇のためには、3つのストロークとキュレットの種類をうまく組み合わせ、集中して的確にカッティングエッジが当てられるよう、キュレットをコントロールしていきましょう。処置の難しい部位ですが、歯周病が進行していることも多いため、ぜひとも苦手意識を克服したいものです。

　それでは、舌側遠心隅角部を処置する際のストロークなどのコツについて解説していきます。

臼歯部舌側遠心隅角を処置する際のストロークと術者の位置

臼歯部の舌側遠心隅角という小さな部分にキュレットを的確に当てることは、本当に難しいものです。とはいえ策がないわけではありません。適切な術者の位置と3つのストローク（図1）を駆使し、細かく根面に触れていきましょう。ポイントは、レスト指もしくは中指をできるだけ術部に近づけることです。またキュレットを的確に把持し、細かい動きで対応できる経験を身につけましょう。

垂直ストローク

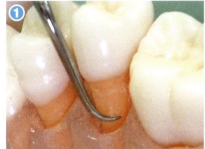 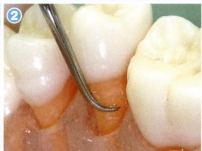 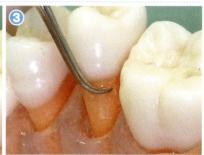

ミニファイブが適応する。隅角は丸みがあってブレードがすべりやすいため、左手で軽く第一シャンクを押さえて処置を行うと、側方圧がかかりやすいだけでなくブレもなくなり、歯肉へのダメージが軽減される。

水平ストローク

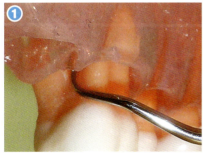 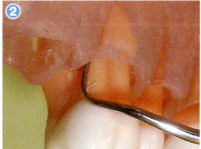 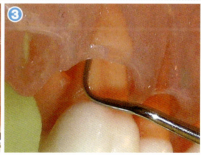

キュレットを遠心分岐部付近から舌側へ引く、ブレードの長さを使ったアプローチで処置することが多い。できるだけレスト指を処置歯の近くに寄せるか、中指を第二シャンクあたりまで寄せるように意識する。

斜めのストローク

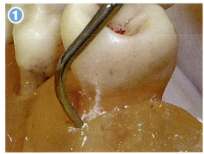 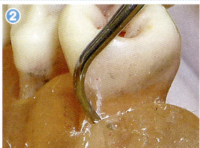 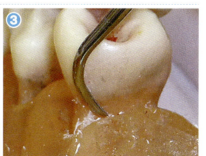

舌側歯頸部からキュレットを挿入し、歯根の丸みを追いながら少しずつキュレットを斜めにストロークさせていく。ストロークを安定させるには、まずレストを安定させなくてはならない。なるべくレストを処置歯近くに置くか、中指を第二シャンクあたりまでに寄せるよう意識する。

図1 臼歯舌側遠心隅角における各ストロークの動き。

舌側遠心隅角部へのアプローチ

上顎右側臼歯部

垂直のストローク / 斜めのストローク

●術者の位置	9時
●患者の顔の向き	正面、やや右向き
●開口度	大きく開口
●レストの位置	口腔外
●使用キュレット	ミニファイブ14、オリジナル14
●ミラーの使用	使用しない

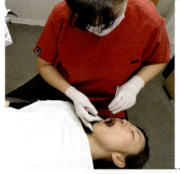

術者の位置
キュレット挿入時は術部をのぞき込むような姿勢になってもよいが、挿入が完了したら姿勢を正して、側方圧をかけ始めるようにする。

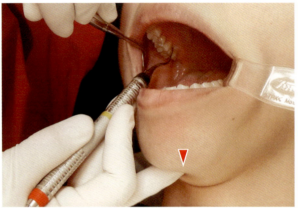

垂直ストロークによる6┘遠心隅角の処置。中指で確実に側方圧をかけないと、カッティングエッジが歯石の下に噛まない。

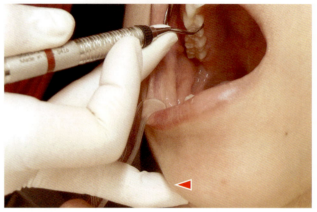

斜めのストロークによる6┘遠心隅角の処置。処置歯と隣接歯歯冠の隣接部分の形態を利用しつつキュレットを挿入していく。垂直ストロークとはキュレットの方向が違うことに注目。

水平ストローク / 斜めのストローク

●術者の位置	10〜12時
●患者の顔の向き	やや右向き、やや顎を上げる
●開口度	大きく開口
●レストの位置	隣在歯（レスト指は咬頭に置く）
●使用キュレット	ミニファイブ13、オリジナル13
●ミラーの使用	使用しない

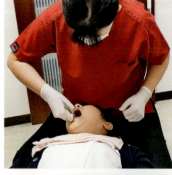

術者の位置
チェアの高さは低めに設定する。脇を大きく開け、前かがみぎみではあるものの、背中が曲がらないようにして口腔内をのぞき込む。

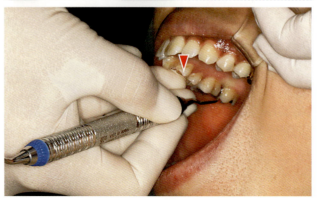

水平ストロークによる6┘遠心隅角の処置。7┘との隣接面から舌側面へブレードを動かす。ストロークの終点で確実に止めるなど、細やかなキュレット操作が必要となる。

上顎左側臼歯部

垂直ストローク / 斜めのストローク

●術者の位置	9時
●患者の顔の向き	正面
●開口度	大きく開口
●レストの位置	口腔外
●使用キュレット	ミニファイブ13、オリジナル13
●ミラーの使用	術野を確保したい場合に使用

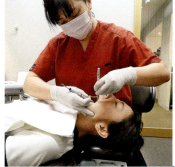

術者の位置
垂直ストロークと斜めのストロークは9時の位置からの施術となる。

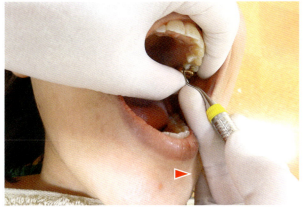

垂直ストロークによる|5遠心隅角の処置。隅角部ではミニファイブを活用することが多い。キュレットが安定しない場合は、左手でサポートする。

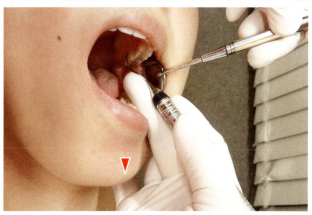

斜めのストローク。キュレットのハンドルが垂直ストローク時よりも左側へ位置することが多い。

水平ストローク

●術者の位置	7～9時
●患者の顔の向き	正面
●開口度	大きく開口
●レストの位置	口腔外
●使用キュレット	ミニファイブ14、オリジナル14
●ミラーの使用	使用しない

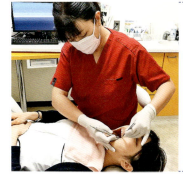

術者の位置
位置は9時、上顎左側の処置時の基本ポジション（15ページ参照）を取り、体の前面を5時方向に振る。

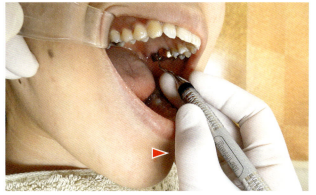

水平ストロークによる|6遠心隅角の処置。|7との隣接面から舌側面へブレードを動かす。歯周ポケットが深い場合にのみ活用する。

下顎右側臼歯部

すべてのストローク

- 術者の位置　　　12〜1時
- 患者の顔の向き　やや右向き
- 開口度　　　　　大きく開口、やや閉じぎみ
- レストの位置　　対合歯、フィンガーオンフィンガー、口腔外
- 使用キュレット　［垂直ストローク/斜めのストローク］
　　　　　　　　　ミニファイブ13、オリジナル13
　　　　　　　　　［水平ストローク］
　　　　　　　　　ミニファイブ14、オリジナル14
- ミラーの使用　　舌の排除と術野の確保のため使用

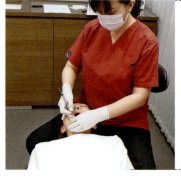

術者の位置
この部位は術部は直視でき、またどのストロークも同じポジショニングで行うことができる。

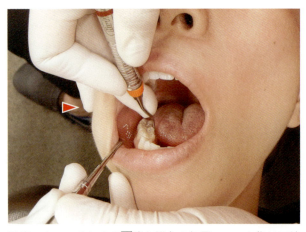

垂直ストロークによる6̄遠心隅角の処置。レスト指は口腔外に置く(▲)。中指で側方圧をかけるのがポイントである。

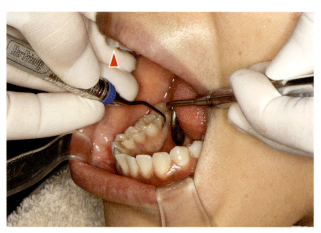

水平ストロークによる6̄遠心隅角の処置。対合歯レスト(▲)では患者さんの開口度をやや閉じぎみとし、レスト指を咬頭に置く。レスト指と中指とを密着させるようにして行うと良い。手首は曲げないようにする。

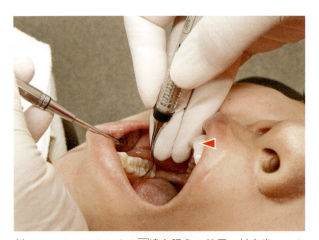

斜めのストロークによる6̄遠心隅角の処置。対合歯レストをとる場合は、患者さんの開口度はやや閉じぎみになるが、自分の手の大きさに応じて調節する。

第4章 テクニックの引き出しを増やそう！

下顎左側臼歯部

すべてのストローク

● 術者の位置	11～12時
● 患者の顔の向き	正面、やや左向き
● 開口度	大きく開口
● レストの位置	口腔外、上顎
● 使用キュレット	［垂直ストローク／斜めのストローク］ ミニファイブ14、オリジナル14 ［水平ストローク］ ミニファイブ13、オリジナル13
● ミラーの使用	術野の確保のため使用

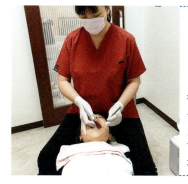

術者の位置
前歯レスト以外ではこのポジショニングで処置が可能である。また多くの場合で直視ができる。

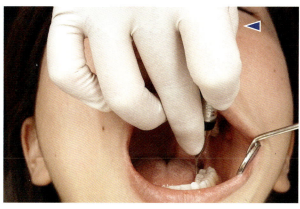

垂直ストロークによる⌊6遠心隅角の処置。この部位ではとるレストによって側方圧をかける指が変わる。上顎レストをとっている本例では、親指となる（▲）。

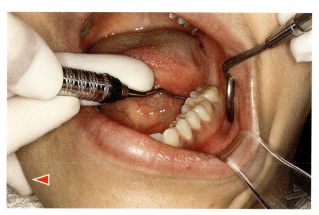

水平ストロークによる⌊6遠心隅角の処置。歯が舌側傾斜しているとさらに難易度が高くなるため、事前に歯の形態を頭に入れておき、その傾斜に応じて患者さんの顔を左に向けて調整する。また中指は術部に近づけておく。

垂直ストローク：前歯レストの場合

● 術者の位置	9～11時
● 患者の顔の向き	正面、やや左向き、顎を引かせる
● 開口度	大きく開口
● レストの位置	前歯
● 使用キュレット	ミニファイブ14、オリジナル14
● ミラーの使用	術野の確保のため使用

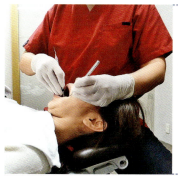

術者の位置
処置歯の歯面と隣接歯の歯面との中央を頬舌的に貫く線の延長上に術者の体が来るようにする。ヘッドレストを上げると顎を引かせることができる。

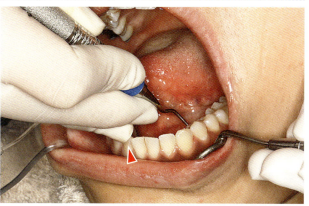

垂直ストロークによる⌊4遠心隅角の処置。キュレットはミニファイブ14。前歯レスト（▲）に的確に圧をかけることで安定させる。

症例で見てみよう！

初診時、患者さんは妊娠中だったためデンタルエックス線写真は撮影しませんでしたが、プロービング値や歯肉の状態から全顎的に歯周炎が確認され、歯の動揺から35歳という年齢のわりにかなり進行した部位があると推測されました（**図2a**）。

治療ではSRPを2回行いました。1回目だけでも改善が見られましたが、部分的に歯周ポケット、BoP（プロービング時の出血）が残ったため、一部の歯列に再SRPを行いました。すると4～5mmの歯周ポケットが残るものの、BoPは減少しました。ここで歯周基本治療をいったん終了とし、患者さんは出産へと臨まれました。

出産後のメインテナンスでは再SRPの必要は生じませんでした。プラークコントロールも良好で、残った歯周ポケットは徐々に改善し（**図2b**）、歯周基本治療終了から4年後、問題はほぼなく、安定した状態です（**図2c**）。

SRPとその後のプラークコントロールがうまくいけば、時間をかけて治癒してくるケースもあることを示す症例です。ときには治癒に時間をかけ、待つことも大切です。

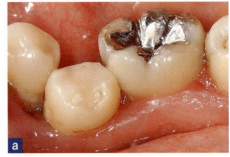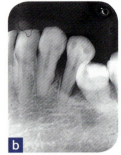
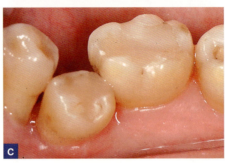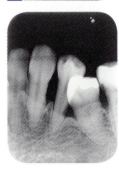

図2
a：初診時の口腔内写真。4̅は著しい歯肉の炎症があり、遠心面の歯周ポケットは9mm、出血も多く動揺もあったため、保存できるかどうか不安を感じた。
b：2度にわたるSRPと出産後のデンタルエックス線写真。出産前に2度にわたったSRPを行っている。このころはまだ4̅遠心に著しい骨吸収が認められる。
c：歯周基本治療終了から4年後の口腔内写真とデンタルエックス線写真。再SRP後、歯周ポケットは4～5mmになり、さらにその後ゆっくりと治癒に向かい、現在はプロービング深さが3mm、BoP(-)である。デンタルエックス線写真では歯槽硬線がはっきり認められる。

第5章

超音波スケーラーを有効活用しよう！

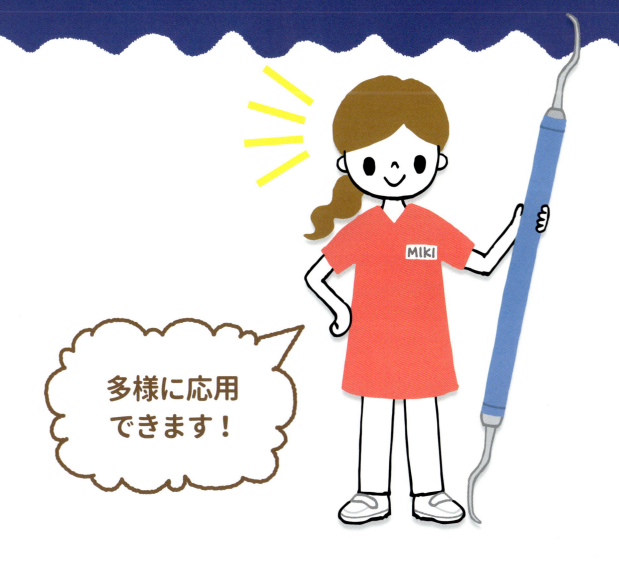

多様に応用できます！

Q 浅い歯周ポケットへのSRPは超音波スケーラーだけでいい？手用キュレットも使わないと不安です。

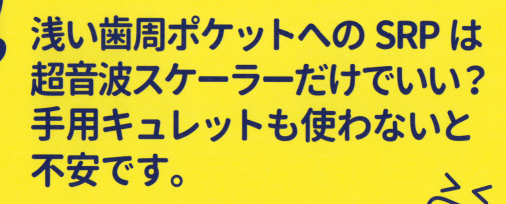

A

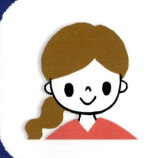

浅い歯周ポケットなら、超音波スケーラーを中心とした処置をしていきましょう。

　歯周基本治療のテクニックが、歯科衛生士のみなさんに定着していくことはうれしいことです。しかし、歯周基本治療に注力しはじめた歯科衛生士には、SRP時に浅い歯周ポケットを触りすぎてしまうという傾向が見られます。

　深い歯周ポケットでは、超音波スケーラーと手用キュレットの両方の使用が必要となりますが、どんな場合も同じ感覚で処置をしてしまっていると、必要以上に組織を傷つけてしまうケースが出てきます。

　健康な組織も傷つけてしまうという事態を避けるために、浅い歯周ポケットには超音波スケーラーを中心とした処置を行い、根面形態によっては、歯石探知を十分に行ったうえで手用キュレットを加えて使用します。

浅い歯周ポケットへのアプローチ

　プロービング深さが4mm以下の浅い歯周ポケットでは、超音波スケーラーを中心に使用し歯石を取り除いていきます。その際は、チップを根面へていねいにくまなく当てていきます。それでも、術後にプローブやキュレットで確認したとき根面にざらつきを感じたり、歯石が硬くて除去しきれないような場合は、その部位のみ手用キュレットを用い、根面を滑沢にしていきます。

　このような浅い歯周ポケットに手用キュレットを使う場合、細心の注意をはらって操作をしないと、健康な歯根膜をえぐりとってしまうことがあります(**図1**)。歯周ポケットが4mm以下であれば、万が一SRPで歯石を取り残したとしても、歯肉辺縁の炎症が引いた後に取り除くこともできなくはありません。また、患者さんによる歯肉縁上のプラークコントロールが的確に行われていれば、炎症が引かず治癒に向かわないということは考えにくいので、あわてることはありません(次ページ**図2**)。

　ここでもっとも避けたいのは、オーバーインスツルメンテーションだということです。

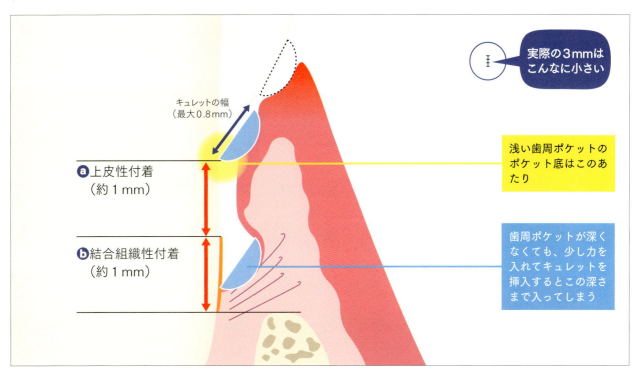

図1 炎症のある浅い歯周ポケット内で手用キュレットを操作する場合は、細心の注意が必要である。図中に示す目盛りを見ても、3mmという歯周ポケットの深さは実に小さなものだとわかる。少しの力で結合組織性付着の位置までブレードが容易に入ってしまい、健全に保たれている組織まで侵襲してしまうおそれがある。

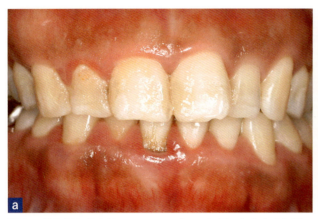 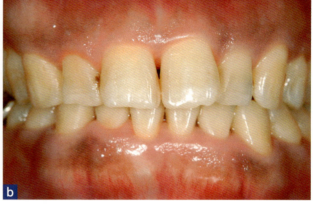

図2 前歯部を超音波スケーラーだけで処置した歯肉炎初期の症例。
a：初診時。前歯部の歯周ポケットは3〜4mm程度であった。また歯肉縁上・縁下に歯石が付着している。
b：再評価時。プラークコントロールの向上と超音波スケーラーでの歯石除去により、歯肉が改善している。

SRPのコツ⑭　超音波スケーラー使用時に必要な装備

　超音波スケーラーは、「チップの振動」「チップの熱を冷やす冷却水によるキャビテーション効果（水中にできた無数の気泡が壊れるときに生じる衝撃波で固体表面の汚れを剥離させる物理現象）」のはたらきによって、歯石を歯面から除去してくれます。

　この機序から、超音波スケーラーを使用すると患者さんの唾液・血液などの感染源が空中に飛び散り、それらは術後30分以上浮遊しています。この状態を「エアゾール」といいます。私たちは、こうした感染源から自分を守る意識をもたなくてはなりません。

　そのため超音波スケーラー使用時には、マスク、ゴーグル、グローブを必ず身につけましょう。患者さんの顔はタオルなどでカバーします（図3）。また、医院に口腔外バキュームがあれば、一緒に使用するとさらに効果的でしょう。

　実際にゴーグルを装着して超音波スケーラーを使用してみると、レンズにかなり多くの飛沫が付着していることがわかります。装着していなければ、これらの飛沫はすべて術者に直接かかってしまうのです。

　感染管理という重要な歯科専門職としての重要な役割として、そして自分の健康のために、先述の装備は必ず医院でそろえ、装着するようにしましょう。

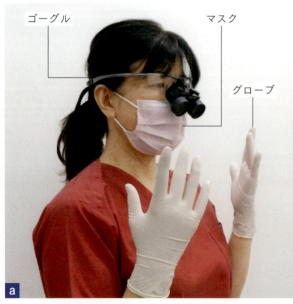 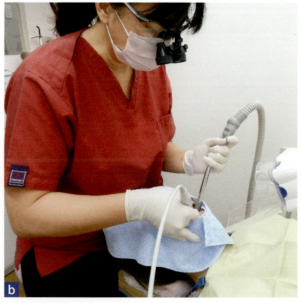

図3 感染管理目的で、超音波スケーラー使用時にそろえておきたい装備。

第5章 超音波スケーラーを有効活用しよう！

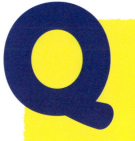

超音波スケーラーのパワーを抑えると、歯周ポケットの深部にある歯石が取れません！

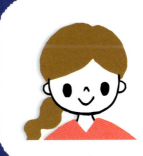

使い方次第で歯石はある程度取れます。筆者は、患者さんの痛みや恐怖心の許容範囲がどこまでかを見ながら、チップを選択したり、パワーを上げたりしています。

　筆者が歯周基本治療に携わりはじめたころに使用していた超音波スケーラーは、チップが太くて丸く、強いパワーで歯石を取り除くマグネット式のものでした。当時は、SRPデビューして間もない筆者を、頼もしいほど助けてくれました。使用中も歯石が取れるのを実感できました。
　その後超音波スケーラーも進歩し、パワーの調節機能や効果的な振動メカニズム、チップが開発され、SRPだけでなくメインテナンスにも活躍の場を広げてきました。現在では、歯周治療全般において、なくてはならない存在になっています。
　本項では、SRP時の超音波スケーラーでの扱い方について解説していきます。特に「チップを当てる角度」「チップの選択」「パワーの調節」「チップの動かし方」に留意して超音波スケーラーを用いれば、歯石を除去することができます。

1 チップを当てる角度

超音波スケーラーの使用においてもっとも注意しなくてはならないのは、チップを当てる角度です。適切な角度は歯面とチップの側面の間の角度が15°以下であり、絶対当ててはいけないの90°の角度です（**図1**）。

パワーがもっとも強く出るチップの先端を歯面に突き刺すような角度で当ててしまっては、不要な損傷を招きます（**図2**）。特に、歯頸部付近を経由して近心から遠心に処置を移行していくようなときには、注意が必要です。生体の損傷を最小限にするため、チップの形状を理解し、正しい角度で使用していきましょう。

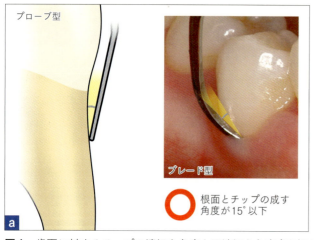 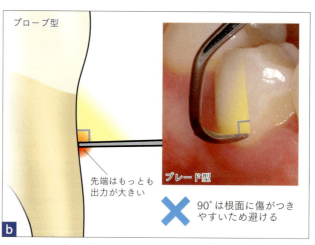

図1 歯面に対するチップの適切な角度と不適切な角度（写真はペリオチップP10〔バリオス用、ナカニシ〕）。
a：適切なチップの角度。歯面・根面とチップの成す角度が15°以下となっている。
b：不適切なチップの角度。歯面・根面とチップの成す角度が90°となると、もっともパワーが強く出力するチップの先端だけが歯面・根面に当たることになり、不要な傷をつけてしまう。意識していないと、処置中にこの角度に開いてしまうことがあるため注意する。

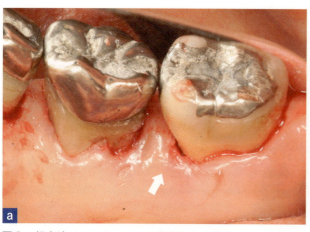 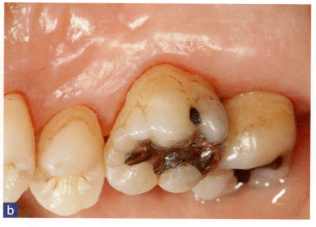

図2 超音波スケーラーによる歯肉縁下の処置。
a：適切な超音波スケーラーの使用がなされなかったため、7近心の歯肉に損傷が見られる。
b：適切にていねいな動きで、超音波スケーラーによる処置を行った歯肉。傷のないこの状態を目指す。

歯石除去の開始位置

やみくもに歯面をなでていくのではなく、角度に加えてチップを当て始める位置にも留意します。これには、歯石の上方から当て始める方法（**図3a**）と、歯石の辺縁から当て始める方法（**図3b**）とがあります。

歯石の上方から当て始める方法は、チップが歯面に直接触れないため歯面へのダメージは少ないですが、歯石除去に少し時間がかかります。歯石の辺縁から当て始める方法は効率よく歯石を除去できるものの、チップが直接歯面に触れるため、当てる角度や力、動きによりいっそうの注意が必要です。

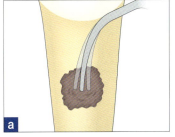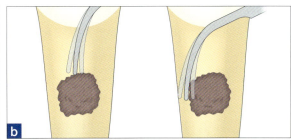

図3 歯石除去の開始位置。
a：チップを歯石の上方から当て始める方法。
b：チップを歯石の辺縁から当て始める方法。

チップの選択

チップは、個人の好みや使いやすさから選択すれば良いと思います。筆者はスプラソン P-MAXTM（白水貿易）と、バリオス（ナカニシ、**図4**）とそれに付属するラインナップのチップを使用しています。これらのチップはオールマイティーで、歯肉縁上・縁下にかかわらずどの部位でも使用できます。

避けたいのは、各チップに定められたパワー設定を無視して使用することです。これはチップの破損につながり大変危険です。また歯石除去用のチップでも、その形態や太さから歯肉縁下への処置には向かないものもあります。各チップの特徴や用途を理解し、術部の状態と合うものを選択することが重要です。さらに、接続が可能だからといって、メーカー指定以外のチップをハンドピースに装着し使用することは避けましょう。ときに振動がチップに伝わらず、効果的な処置ができません。

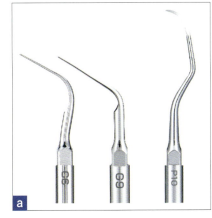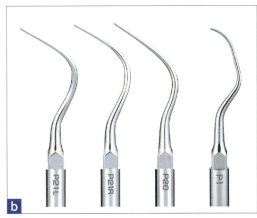

図4 超音波スケーラー用チップの例（すべてバリオス用チップ、ナカニシ）。
a：筆者が愛用する歯肉縁上/縁下のSRP用チップ。
スケーリングチップG6（左）
スケーリングチップG9（中）
ペリオチップP10（右）
b：低いパワー設定で用いるチップ（筆者はSPTで使用）。
ペリオチップP21L（左）
ペリオチップP21R（中左）
ペリオチップP20（中右）
ペリオチップP1（右）

④ チップの消耗とパワー調節の関係

多くの方が、根面へのダメージを理由に、超音波スケーラーのパワーを抑えて使っているように感じます。「超音波スケーラーではあまり歯石が取れない」と感じている方が多いのは、そのためもあるのではないでしょうか。しかし根面へのダメージを避けたいなら、まずチップを根面に当てる角度を15°として保つことのほうが大切です。そのうえでパワーの調節をしていきましょう。

またパワー調節の前にチップの消耗状態を確認することも大切です。チップが新品なら、パワーを抑えていても歯石は除去できるでしょう。しかしチップが消耗してしまうと効率がかなり落ち、新品と同じパワーでは歯石除去ができなくなってしまいます（**図5a、b**）。

筆者は、歯石の量や硬さ、患者さんの苦痛や恐怖心、チップの消耗状態の3点を考慮して、パワーを低いモードから設定された範囲内で徐々に高くしていくように調整しています。チップにはかなりの耐久性をもつクオリティの高い製品が多いですが、いずれは消耗していきます。チップガイドカード（**図5c**）などを使って定期的にチェックするようにしましょう。

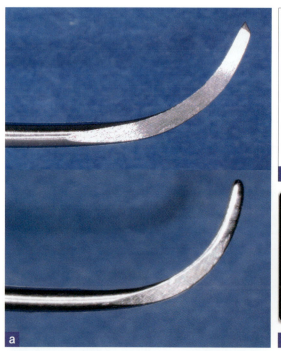
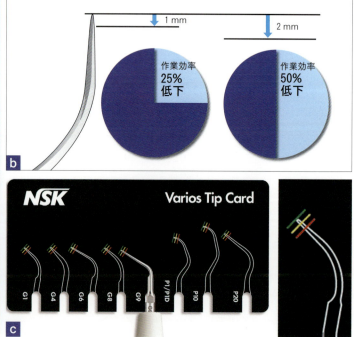

図5 チップの消耗。
a：新品のチップ（上）と何度か使用した後のチップ（下）。使用後のチップはカッティングエッジが鈍になっている。
b：チップによって多少の差はあるものの、チップが1mm消耗すると約25％、2mm消耗すると約50％作業効率が低下するとされる（バリオスの取扱説明書より抜粋）。処置の質の低下や根面へのダメージを避けるため、医院で時期を決めてチップの消耗の程度をチェックし、交換すべきチップを確認していく。
c：バリオス（ナカニシ）のチップガイドカード。チップを合わせるだけで消耗の程度と使用の不可がわかる。緑色線は摩耗していない状態、黄色線は1mm摩耗した状態、赤色線は2mm摩耗した状態を示す。

5 チップの動かし方とハンドピースの持ち方

チップの動かし方は**図6**のとおりで、どのチップでも大きな違いはありません。気をつけたいのは、チップを動かす速さと力の入れ方です。焦って早くストロークすると歯石が取れにくいため、「sweeping stroke（なでるような動き）」でゆっくり移動させつつ動かしましょう（動きが止まってしまうのはいけません）。超音波スケーラーは、力を入れすぎるとかえって効果が十分に発揮できなくなることがあります。力を入れなくても、機械のパワーで歯石を取り除いてくれると考えましょう。

手用キュレットと違い、超音波スケーラーは誰でもすぐに使いこなせるようになる機器だと思われがちですが、「使っている」のと「使いこなしている」のでは大きく違います。患者さんのブラッシングにおける「磨いている」と「磨けている」が違うようなものです。特に歯科衛生士のみなさんに知ってほしいのは、「超音波スケーラーでも、術者のテクニックによって歯石の取れ方が左右される」ということです。

超音波スケーラーは、SRPにおいて患者さんにとっても術者である私たちにとっても非常に有効で優秀な機器なのですから、その性能を正しく理解し、歯周基本治療に上手に活用してほしいと思います。

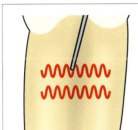
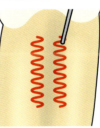
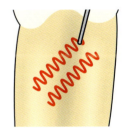

垂直ストローク。歯石の上から叩くように動かす。

水平ストローク。歯石の側面からチップを当てて動かす。

斜めのストローク。歯石の下から引き上げるように動かす。

図6 チップの動かし方。

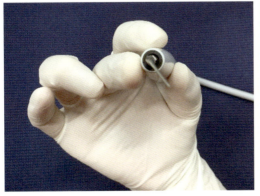
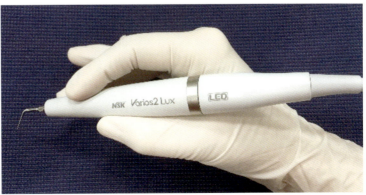

図7 ハンドピースの持ち方。
本体につながるコードに引っ張られる感じがあるため、適切な操作のためにはまず適切な持ち方をする必要がある。基本は手用キュレットと同じ執筆法変法（親指と人差し指と中指が正三角形になるように位置づけ、指先で把持）で把持する。ハンドピースの後方は、親指の付け根と人差し指の付け根の間に乗せて安定させると、軽い力でチップを小さく回転させることができる。ハンドピースとチップのジョイント部分にはライトや水が出る開口部があるため、手指を重ねないようにする。

6 レストのとり方

　超音波スケーラーにも、ハンドピースの把持を安定させ、正しい方法でブレずに細かくチップを動かすために、処置歯に応じた口腔内・口腔外のレストが必要になります。その方法は手用キュレットに準じます。
　レストが術部に近すぎると、正しい把持の形が崩れやすくなってしまい、ハンドピースを指先だけで安定させることになって、その結果力が入り、小さく回転させるなどの細かな操作がやりづらくなってしまいます。そのため術部より少し離した位置でレストをとると、指先と腕の両方を使った超音波スケーラーのコントロールができるようになります。

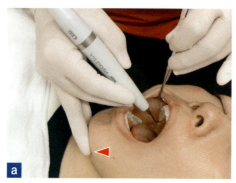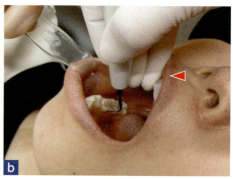

図8　超音波スケーラーのレストのとり方。
a：口腔外レスト。口腔内に指を入れないことで超音波スケーラーの操作性が高くなる。
b：上顎レスト。下顎へのSRPを行うときに多く用いる。

SRPのコツ⑮　超音波スケーラー使用時に守りたいこと

　超音波スケーラーのチップは、必ずその本体を製造したメーカーが指定した製品を購入し使用しましょう。指定以外のチップを使用すると、本体から出される超音波の振動が正確に伝わらないことがあります。加えて、パワーの強さとチップの耐久性が合致せず、チップが破損してその破片を患者さんが誤飲してしまう危険性が生じたり、ハンドピースのジョイント部分が破損したり早期摩耗したりといったトラブルの原因になります。
　またメーカー指定のチップでも、変形してしまったチップを使用すれば、本体から超音波の振動が伝わりにくくなったり、チップの破損につながります。変形したチップは惜しまず破棄し、新しいものに交換しましょう。なお、チップの変形の原因としては、使用時の落下が多いようです。チップの取り扱いや本体への装着がきちんとなされているか、慎重に確認しながら用いましょう。

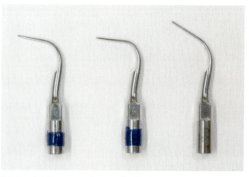

図9　変形してしまった超音波スケーラーのチップ。使用は控え、新しいチップに交換する。

著者紹介

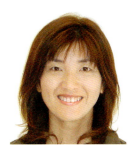

石原 美樹 いしはら みき

歯科衛生士／株式会社 COCO DentMedical 代表取締役

1989年　愛知学院大学歯科衛生専門学校 卒業
　　　　二村医院 勤務
1991年　医療法人 月星歯科クリニック 勤務
1997年　医療法人 月星歯科クリニック 退社、フリーランスとなる
2006年　名古屋市歯科医師会附属歯科衛生士専門学校 非常勤講師
　　　　日本歯周病学会 認定歯科衛生士 取得
2008年　スタディーグループ KOKO 設立
2010年　日本口腔インプラント学会 インプラント専門歯科衛生士 取得
2011年　日本臨床歯周病学会 認定歯科衛生士 取得
2012年　日本医療機器学会 第2種滅菌技士 取得
2016年　株式会社 COCO DentMedical 設立

〔所属学会等〕
日本歯周病学会（認定歯科衛生士）
日本口腔インプラント学会（専門歯科衛生士）
日本臨床歯周病学会（認定歯科衛生士）
日本医療機器学会（第2種滅菌技士）
スタディグループ KOKO

〔著書一覧〕
The 悩める歯科衛生士～インスツルメンテーション＆コミュニケーション編～ 私の悩みを聞いてください！（共著、小社刊、2010）
歯科衛生士臨床のための Quint Study Club しっかり測定できる！歯周組織検査パーフェクトブック（共著、小社刊、2008）

参考文献

1. 月星光博，岡 賢二．歯周治療の科学と臨床―歯周病の治癒と治療のゴールをめざして．東京：クインテッセンス出版，1992;118-119.
2. 品田和美．歯肉縁下の情報を立体的に把握する―より正確なイメージングのために．歯科衛生士　2000;24(7):27-42.
3. 近藤康人，矢上晶子．ラテックスアレルギー安全対策ガイドライン2013：化学物質による遅延型アレルギーも含む（ガイドラインのワンポイント解説）．アレルギー　2013;62(8):937-941.
4. 藤田恒太郎（原著），桐野忠大（改訂）．歯の解剖学，11版．東京：金原出版，1965.
5. 長谷ますみ，野杁由一郎．超音波スケーラーの臨床での効果的な使い方．歯科衛生士 2000;24(9):25-36.
6. 北川原 健，新田 浩，品田和美，島田昌子（編）．デンタルハイジーン別冊 歯肉縁下のプラークコントロール．東京：医歯薬出版，2002;58.
7. 井出吉信，阿部伸一，小林明子，村上惠子（編著）．デンタルハイジーン別冊 臨床に活かす！ 歯と口腔のビジュアルガイド．東京：医歯薬出版，2007.
8. 小野澤直子．コツを知って完全マスター シャープニングの Tips！ デンタルハイジーン 2014;34(9):932-937, (10):1044-1048, (11):1156-1162, (12):1276-1281, 2015;35(1):56-62, (2):137-143.

本文イラスト・図版作成
Chiro
小笠原久美子
編集部

クインテッセンス出版の書籍・雑誌は、歯学書専用
通販サイト『歯学書.COM』にてご購入いただけます。

PCからのアクセスは…
歯学書 検索

携帯電話からのアクセスは…
QRコードからモバイルサイトへ

QUINTESSENCE PUBLISHING 日本

新版　Q&Aで悩み解消！　図解SRPテクニック

2010年10月10日　第1版第1刷発行
2018年5月10日　第2版第1刷発行

著　者　石原美樹（いしはら みき）

発行人　北峯康充

発行所　クインテッセンス出版株式会社
　　　　東京都文京区本郷3丁目2番6号　〒113-0033
　　　　クイントハウスビル　電話(03)5842-2270(代表)
　　　　　　　　　　　　　　　(03)5842-2272(営業部)
　　　　　　　　　　　　　　　(03)5842-2276(編集部)
　　　　web page address　http://www.quint-j.co.jp/

印刷・製本　サン美術印刷株式会社

Ⓒ2018　クインテッセンス出版株式会社　　禁無断転載・複写
Printed in Japan　　　　　　　　　　　　　落丁本・乱丁本はお取り替えします
ISBN978-4-7812-0616-5　C3047　　　　　　定価はカバーに表示してあります